中国医学科学院健康科普研究中心推荐读物
国家卫计委临床医生科普项目
百科名医系列丛书

专家解读

男性应如何保健

杨惠祥 著

中国协和医科大学出版社

图书在版编目（CIP）数据

专家解读：男性应如何保健／杨惠祥著．—北京：中国协和医科大学出版社，2016．1

ISBN 978-7-5679-0114-8

Ⅰ．①专… Ⅱ．①杨… Ⅲ．①男性-保健-基本知识 Ⅳ．①R161

中国版本图书馆 CIP 数据核字（2014）第 125283 号

百科名医系列丛书

专家解读：男性应如何保健

著　　者：杨惠祥
责任编辑：吴桂梅

出版发行：中国协和医科大学出版社
（北京东单三条九号　邮编 100730　电话 65260378）
网　　址：www. pumcp. com
经　　销：新华书店总店北京发行所
印　　刷：北京佳艺恒彩印刷有限公司

开　　本：710×1000　1/16 开
印　　张：11．75
字　　数：120 千字
版　　次：2016 年 1 月第 1 版　　2016 年 1 月第 1 次印刷
印　　数：1—3000
定　　价：27．00 元

ISBN 978-7-5679-0114-8

（凡购本书，如有缺页、倒页、脱页及其他质量问题，由本社发行部调换）

前言

提起男科，国人既熟悉又陌生。说它熟悉，是因为关于男人那些事已经成为困扰国人的重要问题；说它陌生，是因为就中国传统而言，从古至今男人那点事是难登大雅之堂的，人们获得知识的渠道普遍不正规，造成国人相关知识的普遍贫乏。面对当今社会纷繁芜杂的媒体宣传、众说纷纭的广告影响和互相矛盾的各种讯息，广大国人不知何去何从。

那么什么是男科呢？从起源来看，“男科学”（andrology）这个名词来源于希腊文“雄性”（andros）和“科学”（logy）两词的合称，从字面理解是研究男性的科学。实际上，它是一门新兴学科，主要是针对现代男性生活压力大、生殖泌尿系统疾病数量猛增而出现的专门服务男性的科室。它的主要研究对象是男性生殖系统的结构、功能、生理、病理和疾病等，当然还有男性的特殊心理方面的问题。具体来说，常见的男科病包括前列腺疾病（慢性前列腺炎、前列腺增生）、男性不育（少精症、弱精症、无精症）、性功能障碍（阳痿、早泄、性欲减低、不射精）、泌尿生殖系统感染等。此外，尚包括男性婚前和育前检查、男性更年期综合征、性医学知识普及和性医学教育。与其他医学科学相比较，男科有它自己独特之处。

1. 新

一直以来，男科隶属于泌尿外科，在我国公立医院中，95%以上的男科包括在泌尿外科里，真正独立出来的男科是凤毛麟角。事实上，在西方发达国家，是近 40 年来男科医生才挂牌应诊治病的。在我国，20 多年前中华医学会里才有了男科学分会。显然，与妇科发展 100 余年的历史相比，男科是现代医学家族中名副其实的“小兄弟”。

2. 疾病复杂

男科包含着男性所特有的疾病和症状近百种，涉及多个学科。因此，要想成为一名合格的男科医生，除了掌握基础医学和临床医学的泌尿外科、内分泌科、皮肤性病科、生殖医学、中医等更加综合的医学理论知识和临床经验外，还需要掌握心理学、社会学知识。

3. 男科病本身基本不会直接影响男人生命的长度（寿命），但会影响男人生命的深度（质量）

男性健康不仅仅关系着男人一生的幸福，对家庭的和睦也十分重要。比如男科常见的男性不育、勃起功能障碍直接影响家庭的幸福，不少家庭甚至因此解体。所以，男科医生所面对的问题常常是关乎一个人的一生、一个家庭的幸福、和谐与美满。

4. 乱象丛生

目前中国专看男科的民营医院已经超过 5000 家，但副主任医生以上职称真正有资质的专业男科西医生不到 200 人。男科医生“正规军”的稀少、医疗市场需求的巨大是造成男科病医疗市场乱象丛生的根源之一。花钱找罪受的误诊、乱治现象，在我们的生活中不断上演。在路边电线杆上、男卫生间小便池旁边、小区垃圾桶上、满大街散发的小广告上和一些网络媒体上包治男人百病的所谓“医生”，最拿手的法宝是忽悠人，最终的结果就是花钱不治病、快刀宰你没商量。作为一名男科医生，我真心希望每个人都能了解男科、正确认识男性疾病。

正是因为男科的独特性和大家的不了解，很多患者来就诊时，经常会走入误区。下面特别列出几个常见的例子，希望引起大家的注意：

1. 谈病情别含混不清

年近 50 的李先生觉得性生活质量不高，想找医生看看。可到了医院，他又觉得这样的事没法启齿，万一熟人知道了多丢人呀。结果犹豫半天进了诊室，介绍病情时特别含糊，吞吞吐吐说自己身上没劲儿、睡眠不好、腰酸腿痛，对性生活中存在的问题避而不谈。正好接诊的医生刚毕业不久，问了半天也没听明白他要看什么病，只好让他做了一圈检查，但什么问题都没发现。

建议：整体来看，近年来人们不再“谈性色变”，涉及“性”的话题不再避讳。但在一些年龄较长的中老年男性中，有些患者到医院，不谈主要问题，只是一个劲儿地推说其他症状，什么小便不好呀、腰酸背痛啦、失眠等。某些经验不足的医生也只能按提供的问题绕圈子，做一些不该做的检查。这对患者而言，不仅耽搁时间，而且花冤枉钱。其实，对于这种“隐私问题”，最好直截了当告诉医生，医生会为你保守秘密。

2. 别忽视既往病史

王先生到医院去看勃起功能障碍（ED），他向医生简单说了一下自己的情况，并称自己2年前发现高血压、糖尿病，一直在吃药。医生问他服用过哪些药。“用过五六种药，但具体名字记不太清了。我寻思是来看男科病的，和高血压、糖尿病没啥关系，所以过往病历也没带。”王先生想了好半天，才说道。

建议：很多严重的全身性疾病、慢性疾病、某些药物的不良反应等，都可以降低男人的性兴奋度，导致勃起功能障碍。另一方面，勃起功能障碍很多时候也是其他疾病的早期症状或预警信号。因此男性问诊时一定要带上以往病历本，帮助医生了解既往病史和用药史。比如，高血糖和高血压会引起血管硬化，进而造成生殖器官血管功能的降低，而降压药物也常常会影响勃起功能。因此，在治疗高血压、糖尿病、癫痫等伴发勃起功能障碍的患者时，详尽的病史记录、全面的体查，对病因确定都至关重要。

3. 就诊前别洗太干净

毛先生觉得这两天外生殖器不舒服，有分泌物，想到医院去看男科，出门之前特意洗得干干净净。可到了医院，却被男科医生告知洗太干净了，外面看不出什么问题，让他过两天“脏了”再来。

建议：很多人在看病之前，尤其是看生殖系统疾病前，都会出现毛先生这种情况，格外注意个人卫生，从头到脚洗干净了再去医院。实际上，许多泌尿生殖系统疾病，尤其是下尿路疾病，都可能以尿道的分泌物作为重要的临床表现。有经验的医生经常可以在充分了解相关病史后，通过分析这些分泌物的性状，包括所在位置、范围、颜色、气味、浓稠程度、是否伴有血液及脓液等，可以初步做出临床诊断。这类分泌物还是对病变进行常规检查和深入进行病原学检查、药物敏感性试验等必不可少的“原材料”。因此，保留“现场”也能有助于诊断。

4. 检查前可能需要禁欲一段时间

郝先生和妻子结婚两年，但一直没有孩子，再三考虑，两人决定去医院检查。到了医院，排了半天队，医生要给孙先生做精液检查，孙先生却不好意思地说：“昨晚刚过了性生活，现在有点困难。”

建议：有些男科检查前需要禁欲，比如做精液检查前，最好禁欲3~5天，最长不要超过7天。小于3天或大于7天，都会影响精液结果，影响医生对疾病的判断和分析。需要注意的是，禁欲除了禁止同房以外，还包括禁止自慰或遗精。如果要进行多次精液复查，每次采集精液前的禁欲天数要尽可能保持不变，以减少精液分析结果的波动。如果禁欲时间不够，可能会达不到精液采集的要求。

5. 夫妻同来就诊

李先生一到医院就说自己早泄，可具体问他多长时间射精，他自己一会儿说不到一分钟，一会说五六分钟，想问问他的妻子吧，妻子根本就没来，结果他的诊断很不明确。

建议：很多男性患者看病都是单独去，很少带妻子一起来看病的。其实，对于男科病而言，在不影响夫妻关系的前提下，尽可能要和妻子一起看门诊，这样有助于增进彼此对疾病的了解和认识。有统计，在临床看男科病的人群中，70%以上的伴侣对病情都比患者本人阐述得更加明白易懂，也更加客观和有价值。病史的很多细微之处都需要听过双方意见斟酌得出。如果“偏听偏信”男性患者一方的讲述，很多时候可能出现误诊，而夫妻双方能一起来求诊，对治疗勃起功能障碍、早泄等男性性功能障碍非常有利，因为通过两人共同阐述病情，能使医生更好地了解患者的情况，从而给出正确的建议和药方。同时，两人在一起也能够更好地获得医生的指导。如果有必要，医生还会为夫妻俩设计个性化的治疗方案，通过各种方式进行辅助治疗。特别是有的男性出现性功能障碍，可能是精神心理因素引起，根源也许就在妻子身上。如果和妻子一起到医院就诊，可以消除彼此间的疑虑，减少夫妻关系紧张对性功能的干扰，还可以让妻子了解治疗方案，给予默契配合，使药物发挥最大功效。

下面，将按照男性不育、男性勃起功能障碍（阳痿）、早泄、慢性前列腺炎、包皮过长和包茎、常见其他问题的顺序，向大家介绍这些常见病的基本常识和保健知识。

石家庄市第一医院
杨惠祥
2015年10月

目 录

第一章　男性不育

我们身边经常会遇到这种情况：某某结婚几年了，一直没有孩子，这时候某某可能就面临不育的问题。说“可能”不育，是因为关于不育，世界卫生组织有一个非常明确的定义，只有符合这个定义，才能说是不育：夫妻双方共同生活在一起，性功能正常、未采取避孕措施 1 年以上，因男方因素不能使女方怀孕者。如果是因为女方原因导致的，称为不孕症。所以，确切的说法是“男性不育，女性不孕”。显然，如果两人结婚不足 1 年的不应该归为不育或不孕，但是如果女方超过 35 岁了，这个时间就要缩短为半年为宜。另一方面，如果夫妻二人长期两地分居，即使超过 1 年，根据具体情况，可能也不需要特殊治疗，只要增加二人同房次数就行了。

目前不育症的发生率明显增加，据估计全世界育龄夫妇当中有 15%会出现生育问题，这里面有男性的因素，有女性的因素，总体来说男女大约各占一半，而男性方面精子质量问题占主要因素。我们首先来了解一下精子的生成过程。

1 精子是怎么生成的？

精子的生成是一个很复杂、很精细、很微妙的过程。为了便于理解，我们可以把这个过程想象为某种产品的生产加工过程，当然最终产品就是精子。

精子是在睾丸里产生的，也就是说，睾丸是精子的生产工厂。睾丸里面主要有三种细胞：一种叫作生精细胞，一种叫作间质细胞，一种叫作支持细胞，其中的生精细胞通过一系列的精密变化产生精子。简单来说，最原始的生精细胞叫作精原细胞，经过多次分裂变成精子细胞，最后精子细胞再演变成为精子。1 个精原细胞经过多次分裂后发育为 256 个精子。一般来说，睾丸体积越大，生精功能越强。大概每克睾丸组织产生 1000 万精子，双侧睾丸一般每天能生成上亿精子。这个过程是连续不断的。其他两种细胞则是起着必不可少的支持和后勤保障作用。

既然睾丸是生产工厂，那要正常生产精子的话就需要有“上级部门”下达正确的生产指令，这个“上级部门”主要在脑部，具体来说是垂体和下丘脑。它们通过精细的激素分泌来下达生产指令，如果这个联系是畅通的，睾丸接到指令后就可以按照上级命令开始生产了。

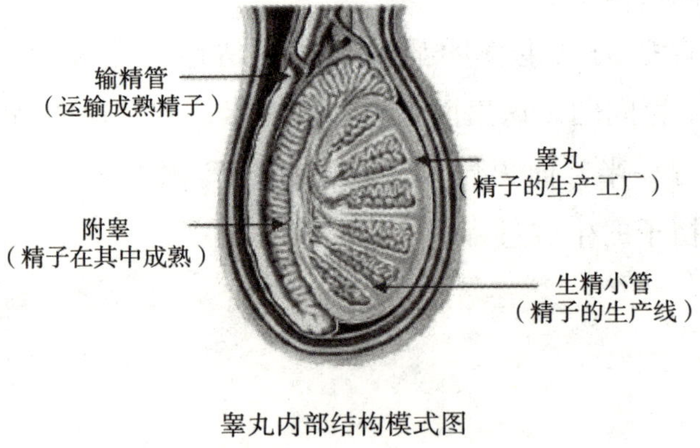

睾丸内部结构模式图

睾丸生产出精子后，精子需要在附睾中成熟并主要贮存在“仓库”——附睾和精囊中。当射精的时候，精子沿着“公路”——输精管道冲进女性子宫内。

虽然整个过程中有很多细节我们还不清楚，但无疑精子的产生需要很多内外部条件：首先，男性的睾丸结构必须是正常的，必须能够为精子的生产提供完整的生产线；第二，要到青春期左右，在激素的作用下男性的睾丸才能产生精子；第三，男性的睾丸要有一个良好的工作和生活环境，包括它的血运、营养物质和激素的支持、合适的温度等；最后，当然还要整个睾丸内的管道都是通畅的。

精子在睾丸里产生以后，要转运到附睾里。在附睾里精子获得两个能力，一个是运动能力，一个是可以与卵细胞结合的受精能力。如果直接从睾丸里拿出精子，它是不活动的，或者说是不成熟的，精子必须在附睾里进一步吸收营养和能量，并进一步变形后，它才可以运动。另一方面，精子在从附睾头、附睾体到附睾尾的缓慢运行过程中逐渐成熟，并且自身丢弃了一些没有太多用处的结构和成分，达到了可以使卵子受精的程度。

一般来说，整个过程需要差不多 90 天的时间，其中在睾丸里从精原细胞到形成精子的时间约为 72 天，精子进入附睾后要停留大概 2 周，然后主要储存到附睾和精囊里面。射精的时候，它随着精液中的液体成分排出体外，在女性体内完成受精过程。所以精子从开始产生到成熟、从转运到排出体外，是一个相当复杂、精细、微妙的过程。

显然，在精子产生的任何一个环节出现异常都可能造成生育问题。在从精原细胞到精子的产生过程中，如果遗传基因异常造成自身的细胞分裂出现问题，那么生精细胞就会停滞在某个阶段，或者停滞在精母细胞，或者停滞在精原细胞，不再继续向后分裂了。此外，由于睾丸内的激素或者营养物质不足，精子也可能中途夭折。

如果附睾有了问题，精子在附睾里面没法儿运动、没法儿成熟、没法儿获得受精能力，这是不能使女方自然受孕的；如果精囊或前列腺有炎症，这也可能干扰精子活力；如果输精管道不通畅，精子也无法顺利到达女性体内。所以在整个的精子形成过程中，任何一个地方出现问题都可能影响生育功能。

2 什么是精液？

正常精液是一种黏稠的液体混合物，由精子和精浆组成。精子由睾丸产生，在附睾内成熟，通过附睾管、输精管等输精管道输出。精浆主要是前列腺、精囊腺和尿道球腺等附属腺体分泌的混合液，还含有少量睾丸液、附睾液等。平时，精子和精浆“各安其位”，在排精过程中精子和精浆混合构成精液。

精液中精子占5%左右，其余为精浆。精浆中除了含有大量水、果糖、蛋白质和多肽外，还含有多种其他糖类（如葡萄糖）、酶类（如前列腺素）、无机盐和有机小分子，这些成分与血浆的成分相似。精浆中的糖类（主要是果糖）和蛋白质，可为精子提供能源和营养。就体积而言，有90%的精浆来自附属腺体的分泌物，其中主要是前列腺和精囊腺，少部分来自尿道球腺和附睾。

由于淋病双球菌、艾滋病病毒、支原体、衣原体、滴虫、肝炎病毒等多种病原体可存在于精液中，所以精液可以传播上述病原体导致的相应疾病。同时，精液中还可以检出几十种微生物，有些致病微生物可引起女性的生殖道感染。

3 男性不育是怎么分类的？

“原发性不育、继发性不育，器质性不育、功能性不育，这都是什么意思?”看到或听到这些术语，很多患者一头雾水。想问问大夫吧，看病的人又太多，大夫也没法给仔细说说。其实，从不同角度看不育，也就有不同的分类。例如按不育病史，可分为原发性不育与继发性不育；按治疗结果的可能性，可分为绝对性不育和相对性不育；按病因性质，可分为器质性不育和功能性不育。另外还有先天性不育和后天性不育等的分法。这里主要给大家讲原发性不育和继发性不育。

原发性不育是说一个男性从未使一个女性受孕，不管这个女性是其妻子还是性伴侣。而继发性不育则是一个男性曾经使一个女性受孕，不管这个女性是否是他现在的配偶，也不管受孕后孩子是否生下来，但是近 12 个月来有性生活（未采取避孕措施）而仍未使女方受孕。这实际上是依据患者的生育史进行判断的。总的来说，继发性不育有较大的可能来恢复生育能力。因此，区分原发性不育与继发性不育是有临床实际意义的。

4 临床上有哪些常见的原因会引起男性不育?

临床工作中经常有患者咨询：“大夫，不育症怎么治?”。其实，就像我们常说的“心脏病”一样，不育症只是笼统说法。它的病因有很多，现在根据精子的发生和成熟过程大致分为三类：一类是睾丸前因素，一类是睾丸因素，还有一类是睾丸后因素。如果致病因素主要在“上级部门”，就可以归为睾丸前因素；如果是“仓库”（附睾和精囊）或“公路”（输精管道）出现问题，则是睾丸后因素；如果是睾丸本身生精功能出现问题，则显然是睾丸因素了。

睾丸前因素大多是内分泌原因。例如脑中的垂体、下丘脑出现问

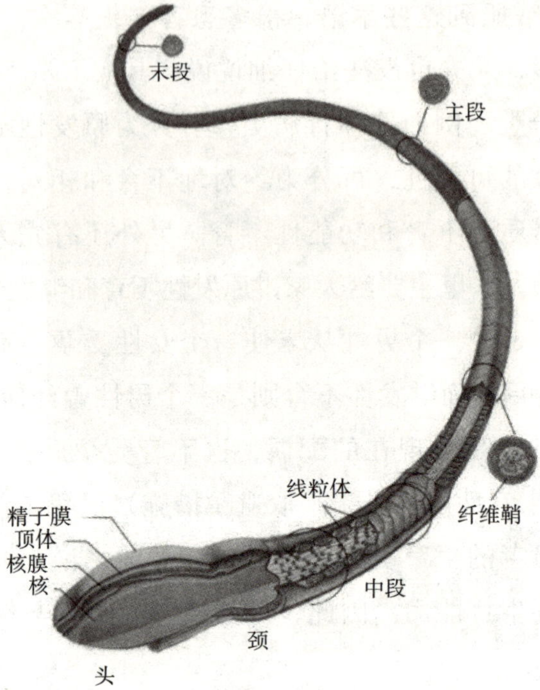

精子结构模式图

题会造成睾丸的微循环、微环境不好，引起生精障碍。它包括很多疾病，例如脑肿瘤、卡尔曼综合征等，表现为患者的激素异常（如卵泡刺激素和黄体生成素低）、小睾丸、嗅觉异常等。

第二类是睾丸因素造成的。例如，隐睾会影响睾丸的生长，影响精子的产生，再例如睾丸炎、附睾炎等，还有一些先天染色体的异常，如克兰费尔特综合征等。

最后一类是睾丸后因素，多半是精子产生后在输出管道上出现问题，例如输精管梗阻、精囊炎症、射精管梗阻，还有因为男性性功能障碍无法同房的，这些都算睾丸后因素。

所以从精子生成的过程来看，不育症大体可分为睾丸前因素、睾丸因素和睾丸后因素。当然，要是细分或者从其他角度出发还有其他的分法。例如感染因素、内分泌因素、免疫因素等。

目前来说，多见的是睾丸前和睾丸因素，睾丸后因素所占的比例不太大。在临床上，因为睾丸生精障碍或者附睾功能欠佳造成的精子数量和精子活动力下降是最多见的。

卡尔曼综合征： 又称低促性腺激素性腺功能减退伴嗅觉障碍综合征、性幼稚-失嗅综合征，它是一种少见的先天性疾病，可散发或呈家族遗传性，男性患病率约为1/8000。原因可能是染色体中某些基因（如KAL基因）的缺陷，使得嗅觉神经和促性腺激素释放激素神经元均发育不良，引起第二性征发育不良和嗅觉障碍。该病特征性临床表现有性腺功能低下（小阴茎、小睾丸、无精液或少精液）、嗅觉障碍和促性腺激素缺乏三大特点。

克兰费尔特综合征： 又称为先天性睾丸发育不全综合征或原发性小睾丸症，是一种较常见的性染色体异常疾病，也是最常见的引起男性不育的染色体异常综合征，发病率约为新生男婴的1/500。该病根本缺陷为男性多一条X染色体（正常男性的核型应该为46，XY），临床特征为小睾丸、男子女性化乳房、全身体毛发育差、性腺功能减退、卵泡刺激素水平升高等，绝大多数患者表现为无精症。

5 正常的精液应该是什么样的？

精液的质量与生育情况密切相关。分析精液质量不能单从精液的一项指标定论，应对多方面指标进行综合分析。常用的评估精液质量的指标包括以下方面。

（1）精液量：指一次排精所射出的精液体积。正常量应该多于1.5毫升。如果多于8毫升则为过多，这时候不但精子密度变低，还容易从女性阴道中流出，致使精子总数下降，常见于精囊炎患者。如果总量少于1.5毫升，则为精液量少，容易导致不育。

（2）颜色：正常精液灰白色或略带黄色，液化后为半透明的乳白色，久未射精者可略显浅黄色。如果精液出现黄绿色，则提示男性生殖道或副性腺可能存在炎症（如前列腺炎和精囊炎）。如果精液呈红色（包括鲜红、淡红、暗红或酱油色），要高度怀疑精液中含有血液（血精），经检验含有大量红细胞者可确诊为血精，常见于副性腺、后尿道炎症患者，偶可见于结核或肿瘤患者。

（3）液化时间：精液刚排出体外时呈凝胶状态，经过一段时间会变成液体状态，这一过程称为液化。液化时间就是新排出的精液由凝胶转变为自由流动状态所需的时间。室温下，正常精液标本在60分钟内完全液化，如果精液射出30分钟后仍不液化，则为不正常。精液的液化需要有一系列蛋白水解酶的参与，精液不液化或液化不完全，可以抑制精子的活力，从而减少了女方受孕的机会。

（4）黏稠度：用玻璃棒接触已经液化的精液，轻轻提起后会形成精液丝。如果精液正常，则精液丝长度应小于2厘米，否则视为异常。

（5）酸碱度（pH值）：精液呈弱碱性，pH值为7.2~7.8。

（6）精子密度（浓度）：正常精子数应超过2 000万/毫升（或1 500万/毫升）。

（7）精子活动能力：既往世界卫生组织（WHO）根据精子的运动速度推荐精子活动力分为四级，A级为前向运动活跃，快速直线运动；B级为有中等的前向运动；C级为精子原地摆动；D级为不活动。但WHO的新版实验手册则根据精子运动功能的不同，不考虑精子运动的速度，将精子活动力简单分为前向运动（progressive motility，PR）、非前向运动（non-progressive motility，NP）、完全不动（immotility，IM）。

（8）精子形态：畸形精子是指形态异常的精子。由于检验标准的变化，畸形精子应在 30%（根据第四版《人类精液检查和处理实验室手册》）或 96%（根据第五版《人类精液检查和处理实验室手册》）以下。如果畸形率超过上述标准，则属于异常现象，被称之为畸精症，可能会影响生育。

6 为什么不同医院采用的精液质量标准不同呢？

一直以来，我国检查精液质量的标准都是按照世界卫生组织推荐的标准方法《人类精液检查和处理实验室手册》来制定。这个手册的标准是不断完善变化的。根据该手册第 4 版的标准：①精液量≥2 毫升；②pH≥7.2；③精子密度≥$20×10^6$/毫升；④在射精后 60 分钟内，精子活力超过 50%具有前向运动（即 A+B 级）或 25%具有快速前向运动（A 级），同时达到上述指标者即为精液正常。

2010 年，世界卫生组织推出新的《人类精液检查和处理实验室手册》（第 5 版），按照该标准，当精液检查满足下列条件时，即为精液正常。

目前，两种标准在我国的医疗机构中都在采用，但多数单位倾向于应用新版标准。

WHO 精液分析参考值范围（2010 年，第 5 版）

参数	参考低值
精液体积	1.5（1.4~1.7）毫升
精子总数	39（33~46）$\times 10^6$/次
精子密度	15（12~16）$\times 10^6$/毫升
总活力（前向运动+非前向运动）	40（38~42）%
前向运动（PR）	32（31~34）%
存活率（存活的精子占一滴精液的比例）	58（55~63）%
精子形态（正常形态比率）	4（3~4）%
pH	≥7.2
过氧化物酶阳性白细胞	<1.0×10^6/毫升
MAR 试验（混合凝集试验）	<50%
免疫珠试验（被包裹的活动精子）	<50%
精浆锌	≥2.4 微摩尔/次射精
精浆果糖	≥13 毫单位/次射精
精浆中性 α-葡萄糖苷酶	≥20 毫单位/次射精

7 什么是精液检查？

精液检查主要用于评估男性生育力情况。广义来讲，精液检查包括精液常规分析、特定情况下由实验人员选择的试验和研究用试验等三类。后两类用的不太多，我们平时所说的精液检查就是精液常规分析。它包括精子计算机辅助分析和精子形态分析，是精液检查的基本项目。精液常规分析虽不能直接反映受精能力，但它是生理状态下受孕的基础，是判断精子质量达标与否的重要标准，已在临床上广泛应用。精液的其他辅助分析可进一步明确病因。

精液检查显然离不开精液。怎么取精呢？可采用手淫法或电动按摩射精法引起排精。采精时间以晨起为佳。采精前用温水将双手、阴部，尤其是阴茎头洗净。因精液的排出具有一定顺序：开始部分主要来自前列腺和附睾，伴有大量精子；最后部分来自精囊，主要是液体成分。故应收集整份精液，不要遗漏任何部分，尤其是开始部分。因为体外射精法容易丢失精液的开始部分，故不能用来收集精液。

盛精液的容器应干净、无菌、干燥，采精前容器的温度应与室温相同；瓶子不应过大，但瓶口不应过小，以免将精液射出瓶外；还应贴上标签，记录姓名及取精时间。

在天冷时应将精液标本保温，放置在贴身衣服口袋中，不可倾斜或倒置，尽可能在 1 小时内送到实验室。

8 做精液检查时需要注意哪些问题？

“大夫，我在几个地方做的检查结果怎么差这么多？”经常有患者拿着精液检查单发出这样的疑问。实际上，做精液检查时您需要特别注意一些问题，如果不注意的话对检查结果影响很大。

（1）标本采集时间应为禁欲至少 2 天，最长不超过 7 天。如果需要复查，每次禁欲的天数应尽可能一致。所谓禁欲是指停止性生活，并且不得有自慰、梦遗等情况。禁欲时间影响精子密度，但精子的活力不受禁欲时间长短的影响。

（2）样本收集一定要完整。射精时，前面部分富含精子，后面部分主要是由精囊腺的分泌物构成，所以前面部分精液的丢失比后半部分丢失对精液分析结果影响更大。如果取精时有精液洒在收集容器外面，则放弃此次检查，应在禁欲2~7天后再次采集重新检测。

（3）采集精液前必须禁烟戒酒，忌服对生精功能有影响的药物，如抗生素、化疗药及内分泌类药物。

（4）需要注意的是，仅凭一次精液检查结果不能确定精子质量，不能仅凭某一项指标就下结论，应进行综合分析。对于首次精液检查合格者，可以认为其精液质量是正常的，而首次检查不合格者，必须要在2~3周内复查1~2次精液，根据几次结果综合分析后方可作出判断。

9 如何看精液检查结果？

临床工作中，经常有朋友拿精液检查报告单询问“精子活力是不是正常”“这个结果，我爱人能不能怀孕”。他们之所以这样问，是因为对精液检查有些误解。我们如何看精液检查结果呢？

拿到一份精液常规检查结果后，要对其中的精液量、液化时间、pH值、精子密度、精子活动情况、精子畸形率等参数进行综合分析，不是只看其中某一项。例如，精子活力固然重要，但与之相比，精液体积和精子密度更要引起重视，如果后两项明显有问题，即使精子活力正常女方也很难怀孕。再有，精液检查结果只能反映男性使女方怀孕的概率如何，除了无精症以外，不能说精液有问题女方就一定不能怀孕。所以，对于精液检查结果不能绝对化。第三点，精液检查中的“精子畸形率”高低与生下的后代是否健康无必然联系，它的意义也是在于判断女方怀孕的机会多少。

常见的精液异常包括以下几种情况。

精液异常

无精液症	没有精液（不射精或逆行射精）
无精（子）症	射出精液中无精子
少精（子）症	精子的总数或密度低于参考值下限
弱精（子）症	前向运动（PR）精子的百分率低于参考值下限
畸精（子）症	正常形态精子的百分率低于参考低值
少弱精（子）症	精子的总数或密度和前向运动精子的百分率均低于参考低值
少畸精（子）症	精子的总数或密度和正常形态精子的百分率均低于参考低值
弱畸精（子）症	前向运动和形态正常的精子的百分率均低于参考值下限
少弱畸精（子）症	精子的总数或密度和前向运动以及正常形态精子的百分率均低于参考低值
血精症	精液中存在红细胞
白细胞精液症（脓精症）	精液中含有的白细胞高于正常值下限
死精（子）症	精液中精子存活比例低，不运动精子所占比例高于参考值下限
精液不液化	室温下，精液标本超过 60 分钟仍未液化

10 吃什么会损害精液质量？

“大夫，我不能吃哪些东西呢？”很多不育的患者非常关心吃哪些东西会损害精子质量。

先看一篇报道：丹麦科学家发现，男士摄入饱和脂肪越多，精子浓度就越低，质量也随之下降。他们选取了 701 名丹麦男子为研究对象，研究人员按照饱和脂肪摄入情况把他们分成 4 组，并比较每组的精子数量。研究人员发现，摄入饱和脂肪的比例与精子的浓度和总数有明显的关联，摄入饱和脂肪最高的人群精子浓度比摄入饱和脂肪最低的人群低 38%，精子总数少 41%。研究人员表示，下一步的研究目标是找出饱和脂肪影响精子数量的机制，从而通过减少饱和脂肪摄入来改善男子精子质量。从这篇报道来看，吃油腻的东西显然对精子有害。

再看我国的研究资料，20 世纪 50 年代，在我国河北、河南、山东、湖北、江苏等产棉地区流行一种“烧热病”，患了这种病的人发热、浑身无力、消瘦、丧失劳动力，有许多家庭不能生儿育女，而且越是富裕的家庭，发病人数越多，病情越严重。我国科研人员经过大量研究后发现生棉籽油是罪魁祸首，棉籽油是从棉籽中压榨来的，经济条件越好的家庭，食用棉籽油越多。后来从棉籽油中提炼出抗生育的有效成分——棉酚，经动物实验证实，其确实能引起男性不育，“烧热病”的症状也是棉酚毒副作用的表现。预防此类不育症的根本措施就是不要吃生棉籽油，生棉籽油必须经碱处理后才能除去棉酚，方可食用。现在有些地区食用的“卫生油”是经过加工的熟棉籽油，已经去除了棉酚，可以食用。

另外，猪脑、羊脑、兔肉、冬瓜、菱角、火麻仁、杏仁等被认为是不利于精子产生的食物。据记载这些食物具有伤精冷肾的作用，但是这些说法没有太多的科学佐证。

11 哪些药物是“精子杀手”呢？

生活中有很多药物对精子的生成有不良影响，甚至有人认为，10%~30%的不育症是药物造成的。这主要是因为药物或者直接影响精子生成或者间接降低男性性功能。至于有多大影响，取决于多种因素，例如药物的剂量、服药的时间和身体素质、营养状况等所致个人的耐受程度不同等。据临床研究，以下几类药物对男性生育力的影响较大。

（1）抗生素：如红霉素、螺旋霉素、麦迪霉素等大环内酯类抗生素，会使睾丸细胞的有丝分裂频率减少，并杀伤精子，使存活的精子活力明显减弱。大量使用庆大霉素可使男性生精细胞有丝分裂受阻，生精细胞内的DNA浓度降低，致使生精停止。四环素、新生霉素、呋喃类药物等，对性腺有毒害作用。

（2）治疗肿瘤的化学药物：绝大多数的化疗药物有导致男性不育的副作用。治疗白血病的药物白消安（马利兰），能抑制精原细胞的分裂，久用可导致睾丸萎缩；烷化剂氯乙胺类的氮芥等，可作用于各期生精细胞；环磷酰胺、甲氨蝶呤、秋水仙碱等可使精液量减少、精子活力降低、睾丸萎缩等。

（3）影响内分泌类药物：在男科疾病的治疗中，雄激素应用较广泛，但长期、过量地应用雄激素后，会抑制下丘脑-垂体-睾丸轴的生殖内分泌功能，干扰精子的生成从而导致不育。甲状腺制剂等可致男性性欲减退和内分泌异常。

（4）神经精神类药物：多种镇静安眠药和抗抑郁药都抑制男性性欲，甚至使性欲丧失，并可使男子睾酮生成减少、阴茎勃起困难、不射精。治疗和预防癫痫药，如苯妥英钠等剂量过大及服药时间过长，也可引起无精症。

（5）利尿和降压药：复方降压片、螺内酯（安体舒通）、利血平、甲基多巴、降压灵等可降低男性性欲，导致阳痿、射精困难，甚至不射精，亦会影响精子生成。

（6）治疗消化道溃疡药：西咪替丁、雷尼替丁等会抑制男性性欲，可致性冷淡和男性勃起功能障碍。

（7）磺胺类药物：如磺胺水杨嗪等除作用于附睾中储存的精子外，也可能影响生精过程。

（8）毒品：吸食鸦片、大麻或海洛因后可明显抑制性功能，精子的生成亦受抑制，还可出现射精延迟或不射精。

（9）中药：有一些中药会影响生精功能，这些中药大致有如下几种。

1）雷公藤：成人每天服用本品 10~20 克，连用 14 天，即可导致精子减少，连用 60 天则可杀死大部分精子，停药 3 个月后精子数明显增多或恢复正常。

2）七叶一枝花：其提取物及其粗皂苷，均有较强的体外杀精作用。

3）蚯蚓：蚯蚓水煎剂的乙醇提取物（蚯蚓粉）及其成分之一琥珀酸，可使小白鼠的精子在 1 分钟内全部失去活动力，而蚯蚓粉使人的精子瞬间失活的最低含量为 5%，琥珀酸为 0.5%。

4）苦参：具有较强而迅速的体外杀精作用。苦参使人体精子瞬间失活的最低含量为 15%，其杀精子作用主要为造成精子破碎。

5）猪胆、山慈姑、土贝母、满天星、肥皂草等的提取物都有不同程度的杀精作用。

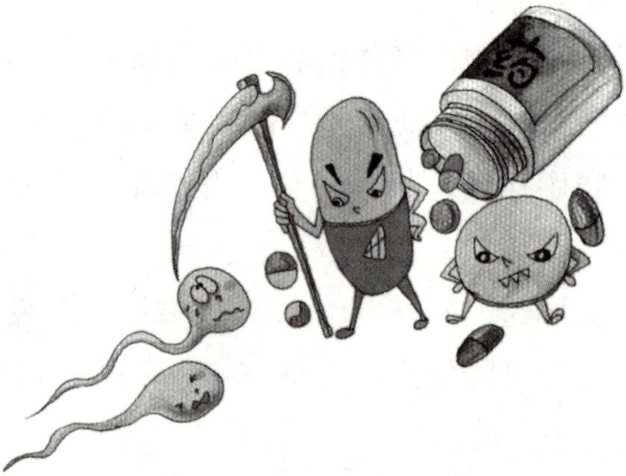

12 哪些物理因素影响精子质量？

我们周围的很多物理因素会影响精子质量。常见的有以下几方面。

（1）温度的影响：阴囊内的睾丸之所以在体腔之外，是因为精子的产生与生长需要35℃的相对低温条件，高温和寒冷都会严重影响其质量。有研究表明，寒冷会对精子的产生和活力有干扰作用，低温环境下超微结构异常的精子数量显著增加。高温作业会使睾丸温度高于精子生长发育的生理温度，除了严重影响生精细胞的功能外，同时还引起睾丸代谢和各种生化免疫反应异常，这会导致生精微循环环境发生改变，使得精子通过附睾的速度加快、成熟速度减缓，最终导致生精障碍和精子成熟障碍，出现精液质量下降，或者精子在睾丸中大量死亡，甚至出现睾丸萎缩。

（2）电磁辐射的影响：睾丸是人体中对电磁辐射最为敏感的组织器官之一，这是因为其中的生精上皮频繁分裂，电离辐射可引起细胞膜的损伤，对生精过程具有长期的损害作用。有研究发现，将手机放在裤子口袋和腰间的男性，精子活力比不带手机或手机放在别处的男性低；雷达操作人员的精液质量下降，以精子畸形率增高为主。微波还可通过热效应损害生精细胞，影响睾丸的内分泌功能，造成精子畸形率增高、质量下降。

（3）高频振动的影响：对从事持续剧烈震动操作人员的精液检查结果表明，该人群患有无精症、少精症、弱精症、畸精症的比例较高。研究表明，持续剧烈震动可致使自主神经功能、免疫功能、血流动力学、内皮细胞的内分泌功能异常，而这些功能的异常均可能影响到生殖功能，直接导致精子的成熟障碍等。

13 哪些化学因素影响精子质量？

化学因素主要来自于环境污染，如农业生产中的农药、化肥和工矿企业排放的废渣、废水及人类生活垃圾中的有毒化学物质，可通过各种渠道进入生活环境，将对在这种被污染的环境中的生物及人类健康造成严重危害。当今社会，环境污染成为危害男性生殖功能的主要因素。

有害物质通过各种途径对男性生殖系统造成损伤：①直接作用于生殖器官，影响睾丸的支持细胞和精子生成过程；②破坏血-睾屏障，对生殖细胞直接产生细胞毒作用；③作用于性腺轴，导致对性腺刺激减弱，影响精子和性激素的产生；④通过胚胎时期对母体的间接影响，诱导男婴的染色体发生变异，可能影响精子生成过程。

常见的污染物包括在农药、除草剂、杀虫剂，塑料制品，电子和制药工业，干洗喷涂及室内装修材料中多见的有机氯化合物、有机磷化合物、双酚 A、邻苯二甲酸酯、有机溶剂等。很多研究显示，接触苯可能造成不孕、流产、死胎和胎儿畸形。有研究报道杀虫剂对人类生殖细胞发挥着细胞毒性效应，使精子质量下降。有人对 23 个有机磷农药厂的工人和 43 个非有机磷农药暴露工人的调查中发现，职业暴露于有机磷农药对精液质量有中度的副作用。铅污染有生殖毒性，可以破坏精子导致男性不育。

14 哪些不良的生活方式影响精子质量？

（1）司机、白领阶层和久坐缺乏运动者：可使睾丸、附睾和精索受压，血液循环受到影响，精索周围静脉丛血液淤滞，静脉内压力增高，影响睾丸新陈代谢，导致血液内二氧化碳蓄积，睾丸和附睾缺氧、废物代谢不畅，对精子生成和储存不利。

（2）剧烈运动会影响精子的产生：人体运动所需要的能量来自葡

萄糖的氧化分解，我们的呼吸能保证充足的氧气供应，葡萄糖会在充足氧气分子存在的情况下分解为二氧化碳和水，产生能量。但是剧烈运动时由于能量消耗巨大，即使呼吸加深加快也无法满足机体对氧的需求，此时葡萄糖会在缺氧的状态下发生无氧酵解，同时产生大量乳酸等酸性代谢产物，这些酸性代谢产物随血液循环进入睾丸，会使精液中产生大量活性氧成分。精液中的活性氧超出了精液自身的抗氧化能力后，会对精子产生不利影响。

（3）吸烟对精液质量的影响：一般认为，香烟中含有尼古丁、一氧化碳、镉、铅等多种物质，吸烟可影响睾酮的生物合成，重度吸烟者还可使阴茎动脉收缩，阻碍精子的生成和成熟，导致精子活动率、精子形态正常率下降。随着吸烟量和吸烟时间的增加，这种差异更为显著，甚至可使精子染色体发生畸变。

（4）酒精对精液质量的影响：大量饮酒后，乙醇及其代谢产物乙醛可直接或间接抑制参与睾酮合成的酶的活力，损害睾丸的生精功能，使生殖细胞的染色体结构和数目发生改变，可表现为精液液化时间延长、精子存活率降低、精子活动率下降。

（5）心理压力的影响：现代人普遍感觉压力大，精神心理状态异常可导致神经内分泌发生紊乱而干扰睾丸生精功能。有研究发现，学生在期末考试期间精子的运动功能明显低于考试结束三个月之后的水平，而畸形精子的比例也有增加，这说明承受较强心理压力对男性精子的质量有一定的影响。

15 感染会影响精液质量吗？

打开电视、报纸、网页，会看到一些广告在声嘶力竭地宣传泌尿系统感染一定会引起不育，必须马上治。临床上，经常遇到有患者问："检查出了泌尿系统感染，会影响精液质量吗?"事实上，泌尿系统感染是个笼统的说法，包括多种原因，是否会影响精液质量要因具体感染类型而定，有些结论在医学上还存在争议。

一般来说，生殖道感染可以从多个角度和层面造成生育能力的下降，主要表现为以下几方面。

（1）直接破坏生殖器官，造成生殖道的粘连和阻塞。

（2）影响睾丸生精功能：急性睾丸炎可导致睾丸实质广泛破坏而出现生精功能减退甚至消失。

（3）影响精浆成分和精子功能：附属性腺的感染使其分泌功能异常，精浆成分改变，同时病原微生物及精液中的白细胞均对精子有不利影响。白细胞对精子生存的微环境造成破坏，进而影响精子活力。

有研究发现，生殖系统的细菌感染（大肠杆菌、脲原体属和金黄色葡萄球菌）和结核可导致精液量，精子的浓度、运动性、形态和活力等参数发生明显改变。

支原体是泌尿生殖道感染的常见病原体之一。解脲支原体感染时，附睾液中常有高滴度的精子凝集素（一种精子抗体），精子可以吸附这种精子抗体，只有当这种抗体包裹全部精子时，在不育症的产生中才具有重要的作用。但是，另外有研究认为这种抗体与不育没有任何关联。

腮腺炎病毒可引起病毒性睾丸炎，它是流行性腮腺炎的常见并发症，能引起睾丸软化和萎缩，直接影响精子生成，在炎症过程中附睾可同时受累。

生殖器疱疹是由单纯疱疹病毒感染所致，现在已发现在精液中如果有单纯疱疹病毒 DNA 存在的话，精液检查会出现精子计数、活力与存活率降低。经抗病毒治疗后，其精液质量随病毒控制程度而改善，可能使女方成功怀孕。因此，单纯疱疹病毒感染可能是部分男性不育的原因。有人认为检测出人乳头瘤病毒者的精液质量有所下降，同时也有人认为这种关联还不明确。

16 精索静脉曲张是怎么回事？

经常有患者咨询："精索静脉曲张是怎么回事？它和不生育有关系吗？"下面做一个简单介绍。

在男性的阴囊里，左右两边各有一条由输精管、动脉、静脉血管等组成的条索状组织，医学上称之为精索，精索里面的静脉就叫作精索静脉。由于解剖结构上的特点和男性生理发育的诸多因素影响，精索静脉内的血液可以发生反流（就是本该向上流进心脏的静脉血掉头向下流进睾丸及周围器官），精索静脉血管淤血扩张，形成蚯蚓状的静脉团，这种情况就叫作精索静脉曲张。

精索静脉曲张是男性常见的疾病，大约10%的年轻男性有此问题。

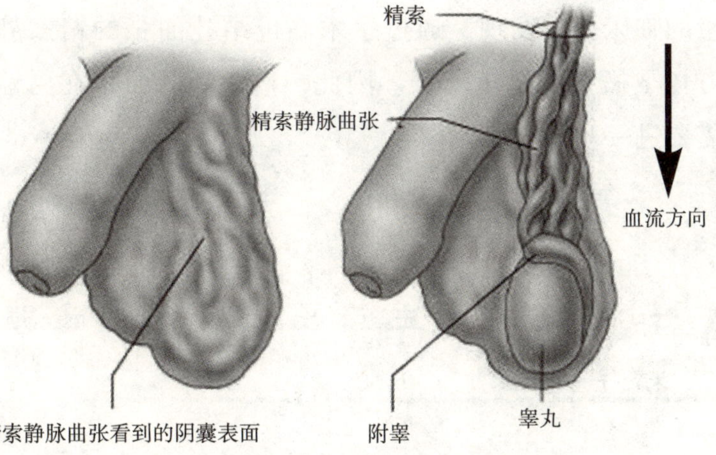

精索静脉曲张成因图

在不育男性中，大约40%存在轻重不同的精索静脉曲张。传统上，临床医生们认为精索静脉曲张是男性最常见的不育原因，这是因为以下几方面。

（1）精索静脉曲张时，由于精索静脉内的血液淤滞，可以引起阴囊内温度增高，睾丸温度可随之升高1～2℃。温度持续长期增高，可影响睾丸产生精子，导致无精症和少精症。同时，附睾温度升高也不利于精子成熟。

（2）血液淤滞，造成精索静脉内压力增高，代谢产生的废物难以清除，氧和营养物质缺乏，从而影响精子生成和成熟。

（3）左侧精索静脉曲张时，血液反流可将肾上腺产生的一些物质如5-羟色胺、前列腺素等带到睾丸。其中，5-羟色胺可对睾丸产生毒性作用，前列腺素可减少睾丸的血液循环、增加附睾收缩，不利于精子成熟，并影响精子的活动力。

（4）精索静脉曲张会损害睾丸的间质细胞，减少睾酮的分泌，使得外周血的睾酮含量减少，引起内分泌紊乱（如血中卵泡刺激素和黄体生成素增高），进而干扰了精子的生成和成熟。

既往有报道经手术治疗后，精液质量改善率为49%～77%。不过，现在大量的临床研究发现，通过手术高位结扎曲张的精索静脉后并未出现女方怀孕概率的显著增长。因此，精索静脉曲张在男性不育中的作用还需要进一步研究。

17 如何做才能生产出最优质、最强健的精子呢？

先看2组数据。瑞典的一名科学家比较了欧洲地区二战以前和二战后共50年间男性精液的情况，结果发现精子数量是绝对下降的，下降的比例大致是50%，也就是说大体上每年下降1%左右。我国计生委的一位教授分析了近25年来我国男性精液的变化情况，发现前10年精液质量每年都在下降，到后10年下降的坡度缓了一点，但是总的来说也是反映了这样的情况：男人精液的质量是越来越差，男人的生育力在走下坡路。这就引出了问题，为什么男人的精液质量越来越差呢？虽然没有大规模的研究，但医学界认为不良的生活方式是造成这种现象的“元凶”。那么怎样才能生产出最优质、最强健的精子呢？男性需要做的事情很多。

（1）穿裤子要讲究，别穿太紧的裤子：这里既包括牛仔裤等长裤，也包括内裤。紧身裤会引起睾丸温度升高，还不容易透气，影响阴囊部位的血液循环，给精子的生成和生存带来压力。所以，不要为了美不管不顾，快去找一条宽松的纯棉短裤吧！

（2）向桑拿、热水坐浴和久坐不动说不：睾丸制造精子的最佳温度在34~36℃，要是超过这个温度，精子的生成就会受到影响，已经产生的精子活力也会降低。阴囊是睾丸天生的“温度调节器”，其温度比体温通常低1~2℃。桑拿、蒸气室、热水坐浴等的温度大大超过这个标准，就会增加阴囊的温度。尤其是没有生育过的男性，更应该减少热水坐浴的次数和时间。此外，久坐不动也会使阴囊的温度升高，还会造成盆底血运流畅不好。如果您的工作必须久坐，最好每小时站起来活动一下，尤其是办公室白领、司机等，更要特别注意。

（3）别大量饮酒：现已证明，酒精可使雄激素睾酮的合成减慢，并影响睾酮的正常代谢，造成生殖腺功能低下，使精子损伤、畸形、减少、发育不良和活动能力减弱，导致精液质量下降。慢性酒精中毒者会出现睾丸萎缩，长期饮酒还可致阳痿、不射精等。西方有一个说法，很多出生缺陷的孩子可能都是周末怀上的，因为周五晚上是酒吧聚会的高潮时刻，而过量的酒精必然对精子质量产生不良影响，这些不幸的孩子也叫做“周末酒精儿”。祖国医学认为，酒辛温大毒，久饮过度可直接导致不育。《饮食须知·味类》说酒的危害在于“久饮过度，令人精薄无子。”《医经原旨·胎孕》甚至从优生优育的视角阐述其害，“多饮者子多不育，盖以酒乱精，则精半非真而湿热胜也。”因此，男性在打算生育前3~6个月最好少饮酒乃至不饮酒。

（4）坚决要戒烟：在大多数人的印象中，吸烟顶多和肺癌、心脏病等有着密切的联系，殊不知香烟中的尼古丁在破坏我们呼吸系统的时候，也是精子生成的大敌。香烟中的尼古丁可以杀伤精子，造成精子发育不良，使畸形、有缺陷的精子所占比例增高，甚至可以使精子的染色体突发变异，造成遗传基因的改变。如果烟龄过长，每天的抽烟数量大于一包，可直接造成精液中的硫氰酸含量增高，会抑制精子的活动力。有人做过动物实验，把老鼠放在笼子里让其被动吸烟一天五支，可能十天到半个月就会造成它精液质量的下降，它的性能力也会受影响。有研究发现，经常抽烟的男性出现不育的概率是从不吸烟男性的3倍。如果你准备要一个健康的宝宝，最好在计划受孕前3~6个月戒掉吸烟的不良嗜好。另外，二手烟的危害不比直接吸烟小，所以你要远离周围吸烟的人群。

（5）饮食要合理：现在海洋受到工业污染，所以海鲜中含有过多对生殖有害的化学物质，比如汞。咖啡也会损伤男性精子，令精子不活跃，因此建议男性喝咖啡要适量。快餐食物中含有很多大豆制品，长期大量摄入会显现出一些雌性激素的效果，从而诱发男性生殖问题。英国研究人员发现超重和肥胖者不仅精液量和精子数量较少，而且正常精子数量也不多。《食疗本草》里记载，“猪肉，味苦，微寒。虚人动风，不可久食。令人少子精，发宿疹。”所以爱吃肉的胖朋友要小心了，建议你们多食谷类和蔬菜，把体重控制在标准范围内。相反，有些男子偏食挑食，不喜欢吃动物性食物，天长日久则会使体内含锌量下降，造成精子数目下降。

（6）环境因素需要加倍注意：现代社会，男性“小蝌蚪”（精子）所要面临的环境难题越来越多，比如空气质量差、食品安全没有保障，这些都可以影响精液，但是指望改变环境来改善精子，恐怕不是几十年能够解决的。因此，只有从身边力所能及的小事做起，保护精子。特别强调要注意防护电磁辐射，从事信息技术（IT）行业的男性的生殖能力下降的比例较高，长期使用手机的男性的生殖能力比不使用者低。所以，男性应从生活中的小事做起，保护自己的精子：把手机放在上衣兜；日常操作电脑时，与电脑屏幕保持不少于70厘米的距离，与电脑后部及两侧保持不少于120厘米的距离；不要把笔记本电脑放在膝盖上使用。另外，新装修的房子最好放一段时间再住，虽然现在号称“绿色装修”，但在家具、油漆里可能还是会有一些辐射和挥发物质等。

（7）心理调适很关键：我们现在普遍处于紧张的生活节奏之中，面临的巨大压力也会影响精子质量。有人把监狱内的犯人和监狱外的人做过比较，发现监狱内的人精液质量很差，原因之一是精神压力会对此造成影响。如果夫妻因家庭琐事不和，互相指责，双方终日处于忧郁或烦恼中，可直接影响男性机体的神经-内分泌系统功能，使睾丸生精功能发生紊乱，也会导致不育。为此，我们必须调整和保持良好的心态，做些能让自己放松的事情，如散步、游泳、适当玩游戏等，以积极、科学的方法和健康的生活行为去面对各种压力和问题。

（8）节劳，避免熬夜：这里的“劳”泛指各种因素造成的过度劳累，包括工作、学习、生活及运动。现代医学研究显示，过度劳累会影响精子生成过程，使精子活力低下。临床上也可以看到，患者身体的疲劳会影响精液检查结果。现在年轻人里“夜猫子”的比例很高，如一些公司可能晚上加班，这种经常性的熬夜会影响精液的分泌和质量。一般来说，最好晚上10点左右入睡，这样生成的精子质量较好。

（9）适度锻炼：锻炼的好处不用多说，不过锻炼强度要适中。剧烈的运动，如马拉松和长距离的骑车等会使睾丸的温度升高，破坏精子成长所需的凉爽环境。

总之，“不节”的饮食行为和不良的生活习惯对男性生育有直接的影响，在治疗男性不育的同时要戒除这些不良行为，以免事倍功半。特别指出，精液检查早已不是不育男士的专利，任何需要生育的男性都可以进行一次精液“体检”，有问题要和医生沟通，由专业医生给出相对应的意见，或治疗，或调整日常生活习惯等。

18 怎么吃才能提高男性的精液质量？

前面我们讲到了损害精子的那些食物，我们再看看有哪些利于生精的食物。

从西医营养学角度来看，足量的蛋白质、维生素、微量元素可以促进精子的产生。比如维生素 A、B 族维生素、维生素 E 都能增加生殖功能。一些微量元素如锌、锰、硒等的缺失会影响男性的生育能力。常见的对精液质量有好处的食物有以下几种。

含精氨酸的食物：精氨酸是精子形成的必要成分。在自然界，富含精氨酸的食物有一个特征，就是那些体态显得黏滑的动物，如鳝鱼、鲶鱼、泥鳅、海参、墨鱼、章鱼、蚕蛹、木松鱼等都富含精氨酸，此外，紫菜、冻豆腐、豆腐皮、豌豆、花生、核桃、芝麻等也含有精氨酸。

含锌的食物：微量元素是精液中重要的生化成分，其含量下降可引起精液质量的改变。精浆中含有高浓度的锌，锌不足会导致睾酮合成减少、氨基酸代谢紊乱、蛋白合成障碍，使得精子密度减少、精子形成停滞，影响精子的活动。一般动物性食物比植物性食物的含锌量多。含锌量最高的食物是牡蛎，其他如贝类、虾、海鱼、牛肉、牛奶、鸡肉、鸡肝、蛋黄、奶制品、紫菜、海带、花生、红小豆、可可、莲子、花生、芝麻、胡桃、荔枝、栗子、瓜子、杏仁、芹菜、柿子、马铃薯、红糖中都含有一定量的锌。男性应经常吃点海产品，一般来说，二三个牡蛎就可以为一个正常男人提供全天所需的锌。

富含钙的食物：钙离子能刺激精子成熟，多吃一些富含钙的食物对改善男性生殖能力会有一定帮助。含钙丰富的食物有虾皮、咸蛋、乳类、豆类、海带、芝麻酱等。

此外，多吃绿色蔬菜有助于提升精子的质量，因为绿色蔬菜中含有维生素 C、维生素 E、锌、硒等利于精子成长的成分。

根据中医肾藏精的理论，在日常饮食中要摄入补肾益精的食物，如山药、鳝鱼、银杏、海参、花生、核桃、芝麻等，它们可以增强身体的免疫力并提高生精能力。这一点与西医的营养学不谋而合。常见的具有强精补肾作用的食物有如下几种。

泥鳅：泥鳅肉质细嫩，味道鲜美，含优质蛋白质、脂肪、维生素 A、维生素 B_1、烟酸、铁、磷、钙等。其味甘、性平，有补中益气、养肾生精之功效，素有“水中人参”的美誉。泥鳅还富含赖氨酸，这是精子形成的必要成分。因此，常吃泥鳅不但能促进精子形成、养肾生精、滋补强身，还有助于提高精子的质量，是适合男性不育患者的营养食品。

牡蛎：牡蛎含有丰富的锌、铁、磷、钙等元素和优质蛋白质、糖类及多种维生素。其味咸、性微寒，有滋阴潜阳、补肾涩精之功效。男性常食牡蛎可提高性功能及精子的质量。另外，其对男性遗精、虚劳乏损、肾虚阳痿等有较好的效果。

鸽肉和鸽蛋：白鸽的繁殖力很强，性欲极强，雌雄交配很频密，所以人们把白鸽作为扶助阳气的妙品，认为它具有补益肾气、强壮性功能的作用。研究发现，鸽蛋的功效更胜于鸽肉。以下食疗方对强精补肾有一定的效果。

（1）取白鸽肉半只，巴戟天10克，淮山药10克，枸杞子10克，炖服，喝汤食肉。或上药配用乳鸽1只，若服后偏燥，也可用白木耳适量炖乳鸽，则补而不燥。

（2）取白鸽蛋2个，枸杞子10克，龙眼肉5克，煲白鸽蛋服用，食用时可加入少许冰糖，不喜吃甜者，可放入少许细盐调味。

另外，常吃鱼（如鳗鱼、鳝鱼）、贝类、虾和植物种子（如松仁、核桃、芝麻）等温补食物，也有助于精子生成。对于阳虚体质出现少精者，亦可服用鹿茸，或加服食用蚂蚁，以温阳补肾，并增加精液含锌量，提高精子质量和数量。

19 男性不育的治疗方法有哪些？

男性不育不是一种独立疾病，它是由多种致病因素共同作用的结果，存在明显的个体差异。治疗要从病因入手，根据精子生成的多个环节采取综合治疗措施，包括药物、手术和辅助生殖技术，尽量做到个体化治疗，循序渐进地选择治疗措施。

首先，可以尝试简单、经济的治疗方法。比如您要了解基本的生育常识和性知识，自我调整心理状态，放松心情，改善不良饮食习惯和生活方式，在女方排卵期增加性交次数。

其次，采用药物治疗。目前针对男性不育的治疗药物有很多种类，但都是经验性治疗，目的是通过提高精子能量、参与精子的代谢过程、提高精子或精液内某些酶的活性、改善精子生存的微环境，希望提高精子数量并增强精子活力等。常用的包括抗雌激素、小剂量雄激素、促性腺激素、芳香化酶抑制剂、抗氧化药物、中药等。根据精子生成周期，一般把疗程定为3个月，如果获得了预期的治疗效果就可以继续治疗；反之则根据精液质量复查结果调整治疗方案。一般药物治疗不超过12个月。

再次，根据具体病情采用手术治疗。手术目的是促进精子生成（精索静脉曲张手术、隐睾症手术等）、排放（输精管吻合、附睾输精管吻合、经尿道前列腺囊肿切除术、精囊镜手术等）和直接获取精子（睾丸活检、睾丸或附睾穿刺、睾丸显微取精）等。

最后，采用辅助生殖技术。包括人工授精、体外受精-胚胎移植（IVF-ET）、卵胞浆内单精子注射（ICSI）等。

男性不育者对治疗的反应存在明显的个体差异。采用现代治疗技术，几乎可以使所有的严重男性不育患者获得后代。其中通过药物或手术治疗等常规办法，可以使近一半的不育男性获得自然妊娠的后代。对于那些常规治疗无效的患者，则可以采用辅助生殖技术解决。

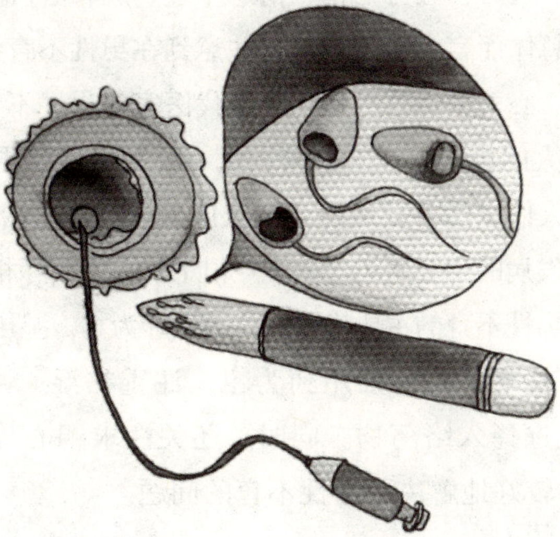

20 中医是如何认识男性不育的？

中医对男性不育的认识已有两千多年的历史。在中医中并没有“男性不育”的说法，而是有“不育”“无子”“不嗣”“艰嗣”等多个称谓，这实际上包括男女双方所引起的不育不孕。历代医家形成诸多的观点和治疗方案，在中医典籍中多有论述，但多为散见而未成系统。确实，在没有精液分析的古代，如何判断不育是由于男性所引起的并非易事，古代医家诊断男性不育症大多从三个方面入手，一是通过不同配偶的受孕情况来诊断，二是通过月经正常与否以排除女性不孕来诊断，三是通过男性的临床表现来诊断。因此，古代中医对男性不育症的诊断往往是感性的，也是不准确的。

中医早已认识到多因素可导致男性不育，但关于男性不育病因病机的认识不一。古代医家多从肾论治，认为肾元虚衰是男性不育症的基本病机。另外淤血、痰湿、虚劳、五劳七伤、情志不遂、肝肾心气不足、饮食不节也可造成不育。总体而言，中医很早就注意到在男性不育症中肾精所起的主导作用，与肝、心关系也较为密切。现代医家对男性不育症病机的认识较古代医家有较大的进步，认为肝肾同病、肝实肾虚是男性不育的原因。随着时代变迁，人们生活方式的改变以及所处的社会生活环境不同，“肾虚”为男性不育发病的主要病机这一观点很难与临床实际相符，“肾虚夹湿热淤毒”是现代男性不育的主要病机，认为肾虚为本，湿热瘀毒为标。

中医治疗男性不育以辨证用药为主，注重祛湿、调肾、疏肝、补脾、化痰，择机选择入络药物。同时，还关注求嗣心理危机的干预和男性生殖保健，较好地解决了男性不育的问题。

第二章　男性勃起功能障碍

有这么一位重要“人士”，相信大家从小就对他感兴趣：提起他，谁都能说上几句（尽管99%只能在心里说），但其实又说不明白。他是谁？没错，小伙伴你答对了，他就是大名鼎鼎的“阴茎”，常被昵称为“小弟弟”。他的重要性无需多言。对于阴茎，大家会产生很多疑问：它里面到底是什么样子的？为什么能硬？为什么能射精？它多长合适？多硬才正常？这些问题困扰着男人，困扰着女人，也影响着家庭的幸福和社会的和谐。从某种意义上来说，了解它的基本常识不仅是个体的需要，也是社会的需要。

21 阴茎有哪些结构？

如果横着切开阴茎，我们会发现阴茎的主体结构就是3个海绵体：2个阴茎海绵体和1个尿道海绵体。阴茎的背侧是2个阴茎海绵体，左右各一，二者相连。在二者腹侧形成的沟内是1个尿道海绵体。尿道海绵体末端膨大，形成阴茎头（龟头），尿道在尿道海绵体内贯穿始终。在性功能方面，它们的分工：阴茎海绵体是管“硬的”，尿道海绵体是管“射的”。之所以称之为“海绵体”，是因为它们内部由大量不规则血窦组成，如果切开看就好像海绵一样。血窦是毛细血管末端膨大所形成的组织间空隙，周围无完整血管壁包围，简单来说就是可以充血的空隙。这些血窦彼此连通，血窦之间富含平滑肌纤维（可以理解为微小的肌肉）。

为了不“裸奔”，每个海绵体表面都穿着一层厚厚的“内衣”，这些“内衣”是多层纤维形成的，质地坚韧，称为白膜。当然两种海绵体的“内衣”不太一样，最主要的区别是阴茎海绵体的白膜完整，具有限制海绵体和它内部血窦过分扩张的作用，在维持阴茎硬度中起着重要作用。尿道海绵体的白膜结构不完善，这样在勃起过程中尿道海绵体内压力无显著提高，有利于精液射出。“内衣”外面还有好几层别的“衣服”（筋膜组织）保护它，最外层就是包皮。这些衣服中间有血管、神经、淋巴组织等通过。

一般情况下，流入阴茎血窦的血液很少，血窦是瘪瘪的，海绵体柔软。当大量血液流入血窦，血窦充血而膨大，加上白膜下的静脉受压，血液回流受阻，海绵体变硬，阴茎勃起。简单说，进入的血流量多，阴茎就硬，进入的血流量少，阴茎就软。

阴茎具有三大重要功能：男性性交的器官、排精的主要部位、排尿。其中，阴茎勃起和射精是非常复杂的、在神经内分泌调节下进行的反射过程。

22 阴茎勃起是怎么回事?

要想阴茎勃起，需有 4 个先决条件：健全的神经控制、完善的内分泌调控、正常的阴茎海绵体组织和充足的血液循环。大多数情况下，有了这个基础，再加上适宜的性刺激这个前提才可能引起勃起。

一个性功能正常的男性不仅在有性刺激时会勃起，在一些没有性刺激的特殊情况下也可能勃起。一般来说，医生会根据勃起发生的不同环境将勃起分为夜间勃起、心理性勃起和反射性勃起。对于心理性勃起和反射性勃起来说，4 个先决条件加上 1 个前提才能使阴茎充分硬起来。不同来源的性刺激引起勃起的机制不完全相同。

夜间勃起与性刺激无关，几乎发生在从婴儿到老年的所有时期。一个正常男子，任何年龄都可以出现阴茎夜间勃起。为什么会出现夜间勃起现在还不太清楚，有人认为这是由于阴茎长时间处于萎软（也就是低血流量）状态后的一种保护机制，可以保持阴茎海绵体获取足够的营养和氧气，不会“饿”着它，对勃起组织结构的完整和功能维持非常重要。

心理性勃起是在没有直接性刺激的情况下，对来自于异性的视觉、嗅觉或性幻想等的刺激产生的勃起，比如说看黄片、读黄色小说、幻想美女、闻到女人的味道等。这种神经冲动首先作用于大脑，然后经神经通路向下到达腰部脊髓的勃起中枢。正常情况下，这类勃起反应受大脑的控制，且通常是抑制性的。心理性勃起在性能力旺盛的年轻人多见，随着年龄的增加则会逐渐减少。

当有直接性刺激时，来自于阴茎、膀胱、直肠等部位的性兴奋经神经通路向上传到达脊髓的勃起中枢，而后再经传出神经作用到阴茎产生勃起，这种情况叫作反射性勃起。当然在此过程中也有心理因素的参与，二者不能截然分开，因而这两种勃起之间存在相互协同作用，心理性勃起可以加强反射性勃起。

出现心理性勃起和反射性勃起时，当刺激信息（包括心理刺激和反射性刺激）传入后，腰部脊髓的勃起中枢发出命令，经神经通路把命令传送到负责把血液输送给阴茎的动脉。正常情况下，动脉向海绵体输入适量的血液，再经静脉回流。一旦神经兴奋，这些小动脉便扩张，阴茎组织大量充血，由此引起勃起。反过来，动脉收缩，阻断血流的大量涌入，静脉回流同时增加，阴茎变软，直到它恢复到弛缓状态。

有研究发现，正常男子在无性冲动、阴茎软缩时，血液流经阴茎海绵体的速度非常慢，数量也很少，每分钟仅4毫升左右。但当性兴奋发生，诱发阴茎勃起的阶段，血流量可骤然增加到每分钟80～120毫升（平均100毫升），几乎是软缩状态下的25倍，在充分勃起后，为了保持这种勃起状态，尤其要保持阴茎有一定的硬度，仍需要有每分钟20～40毫升的血流量进入阴茎海绵体内。以上这些数据，可以代表大多数男性的阴茎勃起状况，但由于人种、国家、地区以及体格等差别，个体之间的勃起状况也会有一些差异。

23 男人为什么会射精呢？

射精是男子性生理活动进入高峰的具体表现。一般来说，随着射精的发生，性高潮会一起出现，随后进入消退阶段。

射精主要在神经系统操纵下完成，其过程大致如下：阴茎之前的勃起已经为精液射出创造出良好的条件，即尿道伸长，原来弯曲的管腔变直、变宽（至少比平时扩大3倍），相当于把崎岖山路扩成了双向四车道。随着性交的进行，阴茎头部的神经末梢会不断接受刺激，连同心理性刺激，二者不断传向有关的神经中枢。在经过2～6分钟或更长一些时间的摩擦，在局部性刺激积累到一定的强度达到激发起射精的刺激“阈值”时，就引起性高潮，腰部脊髓的射精中枢会发出射精的命令，此时射精开始。

简单说，射精就是多种器官、肌肉群收缩的过程。射精时间虽然非常短暂，但却有多个器官分阶段参与。

阈值：就是临界值的意思，是触发某种行为或者反应所需要的最低值。在此值以下时，对刺激不反应，但当超过该值时就会激烈反应。

第一阶段，随着阴茎的勃起和性刺激的累积，先是睾丸收缩，接着是附睾、输精管、精囊和前列腺相继收缩，再通过射精管将精液挤入后尿道，这个过程犹如手枪被扣动扳机，因此该阶段被称为“激发”；与此同时，平素负责排尿的大门（膀胱颈部）收缩关闭，防止下一阶段时精液“逆袭”进入膀胱。

第二阶段，精液积聚在后尿道会引起脊髓反射，使尿道周围和会阴部的肌肉群发生强烈收缩，精液就十分通畅地从尿道喷射而出。由于肌肉收缩有一定的节律性，因此射精过程也按此节律发生，表现为精液一股一股地射出。此类收缩在最初 2~3 次最为强烈，可以使得精液射出尿道口 30~60 厘米之遥，精液数量也多，随后的 4~5 次收缩程度减弱，精液喷射数量减少，射程也缩短。

由此可见，由于射精过程中各个性器官收缩出现的先后稍有不同，所以尽管仅仅在几秒钟的瞬间完成射精的全过程，实际上从精液的成分看，还可以分为 3 个步骤：先是尿道收缩，射出 0.1~0.2 毫升尿道球腺液，接着是前列腺收缩射出前列腺液，同时睾丸排泄出精子，最后精囊收缩射出精囊液，总共合起来构成 2~5 毫升精液。精液中前列腺液约占 1/3，精囊液约占 2/3，尿道球腺液极少，其中精子所占体积不到 0.1%。同时，从这个过程可以看到，精液的前 1/3 富含精子，后 2/3 中精子数量减少。

伴随着射精活动，男性主观产生一种兴奋现象和强烈的欣快感（性快感），进入性高潮。这是大脑的一种实际感受，使人的情绪也进入极度兴奋的状态。性高潮的强烈程度在一定程度上取决于会阴部肌肉收缩的节律性和收缩的强度，具体机制至今还不清楚。男性在一次性生活中，通常只出现一次性高潮。从生物学角度来看，这种性高潮的出现有重要意义。

第一，象征着一次性生活的结束，又可以成为一种性经验，成为今后性生活的欲念，凭借着这种性经验与性欲念，人类才会对性生活发生兴趣，整个人类与社会才会不断繁衍存在。

第二，性高潮出现的理想与否往往与性生活频率直接相关。性生活适度或较长时间无性生活，则性高潮一般表现得强烈；如果性生活过频，性高潮则不太理想，容易出现时间短、程度弱或感受不明显等现象。

第三，性高潮的好坏也与年龄因素有关，中老年以后性高潮质量会渐渐变差，青壮年时代质量相对较好。

有关男性射精，有几个问题必须认识：①射精活动受到精神因素的影响，若出现不正常心理活动，例如害怕射精过早、不能使女方满足或担心女方怀孕等，都会干扰大脑活动，会产生抑制性反射，继而阻断正常射精活动的神经反射产生，于是发生射精障碍。②性器官局部触觉性刺激的“阈值”十分重要，要求这类性刺激必须达到足够的强度，才能激发起射精动作，因此性交时需要有一定频率与幅度的动作，让性刺激有一个积累过程。事实上，临床工作中遇到有些患者无法射精，并非存在什么疾病，而是与性交动作有关。③长期手淫者容易发生射精障碍，主要是由于手淫时性器官局部刺激较婚后性交时刺激强烈，频繁手淫者的性器官就习惯于手淫强烈刺激下才会兴奋，无形中提高了性刺激的“阈值”，相比之下，若性交达不到此“阈值”水平，就会造成射精障碍。④新婚男子会发生射精较快的现象，一般属于生理范围，因为新婚阶段性兴奋性很高，容易激发射精，另外新婚阶段夫妇双方性交的配合尚不协调与和谐，一般婚后几个月，这种现象会消失。⑤射精程度的好坏与力量的强弱同三个因素有关：性兴奋性强者，射精力量大，性兴奋性弱者，射精力量小；年龄大体弱者，射精力量弱，年轻力壮者射精力量强；性生活频繁者射精力量减弱，性生活次数适当或不多者，射精力量较强。⑥激发和射精是密切联系又独立存在的两个生理过程，正常时它们几乎一起出现，但有些情况下，可以分别体验到它们的存在。也就是说，可以有激发而无射精，此时精液可从尿道溢出。当然，也会发生无射精前兆的直接射精。

24 你够硬吗？

毫无疑问，阴茎能否充分勃起是男性性生理活动好坏的重要标志。换句话说，要想顺利完成夫妻生活，阴茎充分勃起是必备的条件。那么什么样的阴茎才是足够硬呢？

一般可以把阴茎勃起的硬度分为 4 个等级：1 级，阴茎胀大但不硬，像豆腐；2 级，稍硬，但不足以插入阴道，像剥了皮的香蕉；3 级，阴茎的硬度足以插入阴道，但没有完全坚硬，像带皮的香蕉；4 级，完全勃起且坚硬，像小黄瓜。只有 4 级硬度才能使双方充分享受性生活的快乐。

这个方法虽然简单，但由于是自己主观的感觉，结果经常不准确。我们可以用一些仪器进行客观的测量。测量方法比较多，以夜间勃起实验最为常用。一般来说，青春期以后夜间勃起的次数增多，每晚3~6次，每次持续 20~40 分钟，共约 100 分钟，即使到了 60 岁以后，每晚仍有累计 1~1.5 小时的勃起。

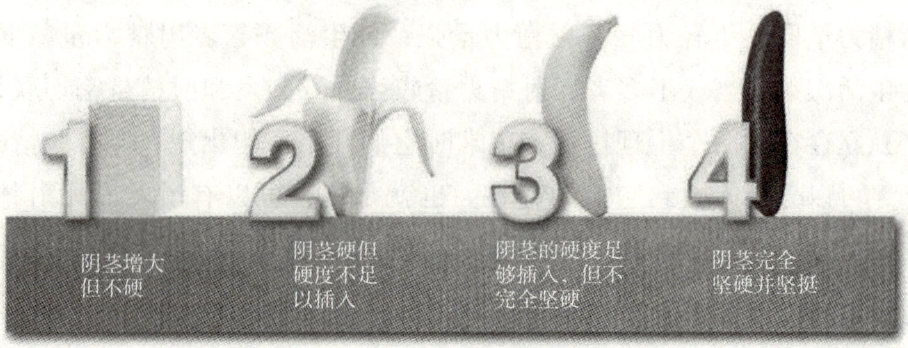

4 个等级阴茎勃起硬度评分

25 什么是勃起功能障碍？

勃起功能障碍在我国俗称“阳痿”，在西方国家曾被称为“性无能”，但考虑到这两种名称均带有一定的贬义，而且均不能说明这一疾病的实质，非常有必要给出一个更为合适的名字。在 1993 年，医学界开始采用“勃起功能障碍（ED）”这一名称，由于它能从根本上说明这一疾病的实质，而且从心理上更容易为医患双方所接受，因此现在这一名称已被学术界广泛采用，并为大众所熟知。

勃起功能障碍的定义：阴茎持续不能达到或维持充分的勃起，以致不能获得满意的性生活。也就是说，如果阴茎经常不能充分硬起来，或者虽然能插入但很快就软了（不能维持充分勃起），出现二者之一就是勃起功能障碍。提醒大家特别注意“经常”这两个字，一般这个时间为 6 个月。如果偶然出现上述情况，或者出现的时间很短，不要随便就诊断勃起功能障碍。

显然，根据这个定义，勃起功能障碍涉及的人群为有过性生活者。但是在男科门诊患者中，有时会遇到无性生活但怀疑有勃起功能不良的患者。对于这种情况，北京大学第一医院男科中心提出了“无性生活勃起功能障碍”的概念：6个月以上无性生活且阴茎勃起硬度下降、时间缩短，缺乏勃起信心而无法尝试性生活。当然这个概念还有待于国内外学者的认可。

一般认为，任何男性的一生中都会出现勃起失败的情况。虽然并没有勃起功能障碍发病率的确切资料，但勃起功能障碍发病率高是公认的事实。勃起功能障碍并不会危及患者的生命，但会极大地影响患者的生活质量和自信心，严重时甚至会危及患者的家庭稳定。随着经济的发展和观念的更新，人们对性健康提出了更高的要求，世界卫生组织对现代健康的定义更进一步将这一要求上升到理论的高度，也就是人类的健康不仅仅是没有躯体疾病，而应是包含躯体、心理和社会生活在内的完美状态。

需要指出的是，由于我国民众普遍缺乏相关知识，一些患者把一两次的勃起失败就当成是勃起功能障碍，并产生非常明显的心理障碍；而一些患者却将很严重的勃起功能障碍看成是衰老不可避免的自然现象而不予重视；还有一些患者认为得了勃起功能障碍就治不好或者终生需要依赖药物。这都是对勃起功能障碍认识的误区，需要果断抛弃。事实上，患有勃起功能障碍后不必惊慌失措，要及时去医院就诊。夫妻双方要互相体谅，正确对待，并向医生详细介绍病情发展变化的全过程，同时积极配合医生的治疗和积极治疗可能引起勃起功能障碍的原发疾病，这样才有利于疾病的早日康复。

26 有哪些原因或危险因素会造成勃起功能障碍?

很多小伙伴都担心自己会出现勃起功能障碍的问题，所以临床工作中会遇到“为什么会勃起功能障碍”“跟我吃的药有没有关系”“是不是心理问题”等诸如此类的疑问。其实，从本质上说，阴茎的勃起是神经内分泌调节下的一种复杂的血管活动。这种活动需要神经、内分泌、阴茎及心理因素的密切协同，其中任一方面的异常均会导致勃起功能障碍。许多生理或病理的情况都能对以上的四个方面中的一个或多个因素产生影响，我们称之为勃起功能障碍的危险因素或病因。事实上，勃起功能障碍与许多疾病或不良嗜好存在较高的共存率，常见导致勃起功能障碍的危险因素包括以下几方面。

（1）年龄：随着年龄的增长，人体的各种功能开始衰退，会直接或间接地对性功能产生影响，其中勃起能力的衰退可能是最明显的。这里有内分泌原因、病理原因，也有心理因素影响。

（2）内分泌疾病：许多内分泌疾病都伴有较高的勃起功能障碍发生率，常见的有性腺功能减退症、糖尿病、甲状腺疾病（甲状腺功能亢进或减退）、高催乳素血症。它们多可直接或间接影响雄激素的分泌，对勃起功能造成不利的影响。

（3）神经系统疾病：如脑血管意外、帕金森综合征、早老性痴呆、某些脑肿瘤等均伴有较高的勃起功能障碍发生率，有报道54%~60%的男性帕金森综合征患者伴有勃起功能障碍。抑郁症患者勃起功能障碍的发生率是正常人群的2倍。另外，勃起功能障碍可以是多系统萎缩的早期主要表现之一。再比如骨盆骨折、椎间盘突出或脊髓肿瘤患者，它们或者是损伤了神经，或者压迫了传导通路而导致勃起功能障碍的发生。

（4）心血管疾病：有心血管疾病的患者其勃起功能障碍发生率明显增高，心脏病患者中完全性勃起功能障碍的发生率高达39%，高血压患者勃起功能障碍的发生率约为15%。原因在于：①导致心血管疾病的许多危险因素本身也是勃起功能障碍的危险因素，如年龄、吸烟、精神紧张、高脂血症等。②动脉粥样硬化如果累及了阴茎的血管会更进一步损害勃起的机制。③心血管疾病时血管内皮的异常是导致勃起功能障碍发生的重要原因。④降压药物本身的影响，服用降压药物治疗高血压不仅不能降低高血压患者勃起功能障碍的发生率，反而有所增高，有统计，经治疗和未治疗的高血压患者勃起功能障碍的发生率分别为24.8%和17.1%。

（5）心理因素：心理因素是导致勃起功能障碍发生的重要原因，并单独分为一类，称心理性勃起功能障碍。常见的有以下几方面。

1）夫妻间日常关系不和谐：双方缺乏交流，甚至对性伴侣感到厌恶，或是性伴侣不合作，都将导致勃起失败，最终发展为勃起功能障碍。

2）社会和家庭环境的影响：在一个道德管束严厉和封建文化意识严重的环境中，人们往往缺少性知识，对性往往也是持完全否定的态度，认为生育以外的性活动是邪恶和不可接受的，这些性禁锢的观念进一步影响到个体，产生否定性的性观念，进一步在实际生活中压抑自己的性冲动，正常勃起反射就会受到抑制而最终导致勃起功能障碍。

3）不良的性经历：来自性伴侣的嘲笑、性伴侣过于急切、婚前性行为时担心对方怀孕或害怕被发现、儿童时期受到过性侵害都可以影响个体性行为时的心理状态，导致勃起失败并进一步发展为勃起功能障碍；体验过勃起失败的男性由于心理受到了创伤，对自己的性能力丧失信心，以后即使温馨的气氛中也会因为害怕失败而不敢主动尝试勃起。

4）不适当或不充分的性刺激：有的人靠思维或性幻想就可诱发勃起，而有的人需要强烈的触摸特定部位才能激发满意的勃起，充分而适当的性刺激可以让个体通过视觉、触觉、嗅觉、幻想或情感的交流获得足够的性愉悦，刺激性兴趣，增加完成满意性生活的信心；相反，如果在性行为中得不到所喜欢的性刺激方式也会引起强烈的心理反应，如焦虑、紧张等，甚至产生对性生活的厌恶，从而导致勃起失败。

5）焦虑和抑郁：工作和生活压力的增大会造成焦虑、抑郁、紧张的情绪，而且身体也会处于疲劳状态，如果在这种情况下进行性生活常常会造成勃起失败，这是近些年来勃起功能障碍发病率增高的原因之一。

（6）不良嗜好

1）吸烟：国外的调查结果显示，吸烟者和不吸烟者勃起功能障碍的发生率分别为11%和9%，而且戒烟1年以上者勃起功能障碍的发生率才逐渐降低到与不吸烟者相当的水平。另有调查显示，在勃起功能障碍患者中81%有过吸烟史，只有19%从未吸烟。动物实验结果也显示，让成年雄性狗被动吸烟后，立即刺激其海绵体神经不能诱发充分的阴茎勃起。长期吸烟可以导致阴部内动脉和海绵体动脉发生硬化性狭窄，导致勃起时海绵体灌流不足而影响勃起功能。

2）饮酒：大家经常认为饮酒可以增强性敏感性，但事实上，长期酗酒可显著影响性功能，这种影响比吸烟造成的影响更不容易被纠正。有人报道，酗酒与不酗酒的肝病患者其勃起功能障碍发生率分别为70%和25%，而且酗酒者发生勃起功能障碍后，戒酒多年仍有半数不能恢复勃起功能。

3）经常进行不洁性行为者。

4）吸毒：吸食海洛因者勃起功能障碍的发生率约为32.2%，明显高于一般人群。

（7）影响性功能的药物：根据对门诊患者的调查显示，有25%的勃起功能障碍患者是服用药物引起的。如抗抑郁药、催眠药和大多数的镇静药，几乎所有的抗高血压药（β受体阻滞剂、噻嗪类利尿剂、可乐定、利血平、肼苯达嗪、钙通道阻滞剂等）、激素类药物（如促肾上腺皮质激素、糖皮质激素、雌激素）、H_2受体阻滞剂、环磷酰胺、甲氧氯普胺（胃复安）、碳酸酐酶抑制剂，均可以导致勃起功能障碍的发生。

（8）盆腔和泌尿生殖系统手术：很多盆腔和泌尿生殖系统手术可能影响勃起功能，其中有些必然出现勃起功能障碍，如双侧睾丸切除术。在更多情况下，可以通过提高手术技巧或改进手术方法来尽量避免勃起功能障碍的发生。

（9）其他原因：如阴茎硬结症、阴茎肿瘤、肝肾功能不全、尿道下裂、尿道上裂、包茎、阴茎异常勃起等。

27 勃起功能障碍是怎么分类的？

从不同的角度出发，勃起功能障碍有不同的分类方法，根据不同的标准可以将勃起功能障碍分为不同的类别。

如根据有无器质性病变，分为器质性勃起功能障碍、心理性勃起功能障碍和混合性勃起功能障碍。所谓器质性勃起功能障碍，就是由身体本身的疾病所引起者。心理性勃起功能障碍是心理原因造成的。两种原因都有的则称为混合性勃起功能障碍。

根据勃起功能障碍发生的病因，又可以分为心理性勃起功能障碍、动脉性勃起功能障碍、静脉性勃起功能障碍、内分泌性勃起功能障碍、神经性勃起功能障碍等不同类型，其中动脉性勃起功能障碍和静脉性勃起功能障碍又可统称为血管性勃起功能障碍。虽然勃起功能障碍的病因不外乎以上五类，但由于某些情况下发生的勃起功能障碍具有特别重要的地位，有的学者将其分为独立的一类，如糖尿病性勃起功能障碍、老年性勃起功能障碍、医源性勃起功能障碍等。

根据勃起功能障碍发生的时间，可以分为原发性勃起功能障碍（从来不能勃起）和继发性勃起功能障碍（有过勃起经历，但现在不能勃起或不能维持充分勃起）。

根据勃起的程度，分为完全性勃起功能障碍（在任何情况下都不能勃起或不能维持充分勃起）和情境性勃起功能障碍（只是在某些场合下不能勃起或不能维持充分勃起）。

虽然有多种分类方法，但在临床实践中，这些区分并不是绝对的。比如，以往的观念认为，勃起功能障碍主要是由心理因素引起的，这种比例可能占到80%以上，但后来发现勃起功能障碍患者往往存在一些器质性的病变。所以现在认为，勃起功能障碍的发生绝大部分兼有器质性病变和心理障碍两个方面的原因，美国有一项统计资料表明，混合性勃起功能障碍约占78%。另一方面，即使心理健康的个体由于器质性原因发生勃起功能障碍后也容易产生一些心理上的问题，这些心理因素又会进一步加重勃起功能障碍的程度。

28 到医院就诊时，为什么医生会问这么多令人不好意思回答的问题？

患者到医院就诊，医生会详细询问一些问题，甚至还会问他妻子的感受，有些患者觉得问的问题属于绝对隐私，不好意思回答，对于过于敏感的问题可能会说谎。其实，这说明医生很负责任，只有这样，才能真正弄清你的疾病情况。

在医学上，医生所问的这些问题就是病史。只有详细地询问病史，医生才能对患者的勃起功能进行基本的评价。为了实现这一任务，医生需要首先明确“勃起功能障碍”的真实性，并了解患者及其性伴侣对性生活的满意程度。另一方面，详尽地询问病史才能尽可能地找出患者发生勃起功能障碍的可能病因，并基本上确定患者的勃起功能障碍是心理性的、器质性的或是两种原因兼而有之。

这时候，夫妻双方一同就诊就显得尤为重要。因为性生活涉及的问题都是主观性很强的问题，不同的人对此有不同的认识。最好能分别询问夫妻双方，不仅要了解各自的情况，一方对另一方的性反应也是很重要的资料。询问病史，主要包括以下几个方面。

（1）性生活史：主要是为了明确以下几个方面的问题：①勃起功能障碍是否伴有其他的性功能障碍，如早泄、性欲减退、射精异常、性高潮障碍等。②勃起功能障碍的程度是完全不能勃起，还是不能充分勃起，或是勃起维持时间过短不足以获得满意的性生活。③勃起功能障碍的发生发展情况，如以前勃起功能是否正常，清晨或夜间阴茎勃起有无明显的变化，勃起功能障碍有无加重及持续时间等。④勃起功能障碍有无明显的环境和情绪因素，如明显的夫妻关系不和，生活工作压力加大，性生活的环境是否安全、温馨等。⑤勃起功能障碍的发生是否因性伴侣的不同而不同。

（2）疾病或手术史：主要对与勃起能力有较明显关系的疾病进行询问，如心血管系统疾病、神经精神系统疾病、内分泌系统疾病（尤其是糖尿病）、泌尿生殖系统疾病。另外，由于某些手术也会引起勃起功能障碍，在询问病史时也需了解这方面的情况。

（3）药物史：主要详细了解有无服用影响性功能的药物，包括服药种类、服药时间、服药剂量等。影响性功能障碍的常见药物如抗高血压药、洋地黄类制剂、H_2受体阻滞剂、抗精神病药、激素类药等，这些都是询问的重点。

(4) 个人不良嗜好史：如吸烟史、酗酒史、吸食毒品史、不洁性生活史均应一一询问。

再次强调，这些问题的答案将直接关系到你的诊断和后续的治疗方法，对于这些问题一定要真实准确地回答。不用担心，医生会为你的隐私保密。

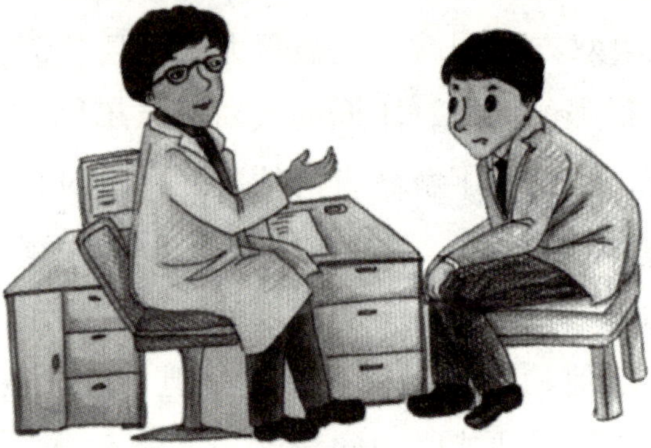

29 心理性勃起功能障碍有哪些特点?

20 世纪 70 年代以前，医生们认为 80%以上的勃起功能障碍是心理因素引起的。现在看来，器质性勃起功能障碍的比例恐怕更高。虽然如此，但具体到我国来看，由于受传统观念的影响，勃起功能障碍患者多为混合性勃起功能障碍，也就是大部分患者均混杂有心理因素。所以，了解心理性勃起功能障碍的特点是很有必要的。

(1) 病史特点：①发生比较突然。患者往往在特定的情景或场合下出现勃起功能障碍，有明显的诱发因素（如生气、身体疲劳后同房、同房时受惊吓)，但可以保持着良好的自发性勃起（晨勃)，通过手淫或其他性幻想还可达到正常勃起。②患者常常有精神心理创伤史，如恐惧、焦虑、抑郁以及家庭工作环境的压力或重大变故。③无影响阴茎勃起功能的全身性疾病。④未曾服用影响阴茎勃起的药物。

（2）症状特点：①在性冲动时阴茎不能勃起，但在睡梦中、清晨醒来或膀胱充盈时能自动勃起，在手淫、阅读色情小说或图片、观看色情录像或性幻想时可以产生性兴奋并可正常勃起。②在性交对象改变后，阴茎勃起消失，或同房时硬度不足以进入阴道，或不能维持其硬度至射精。比如有些人离异后再婚，发现自己性生活大不如前，这是性交对象改变后出现的异常情况。

如果您出现了勃起问题，又满足以上特点，那么就要高度怀疑属于心理性勃起功能障碍，需要到医院就诊。

30 能自己诊断勃起功能障碍吗？

有些患者怀疑自己有勃起功能障碍，想自己先诊断一下，如果有问题再到医院去看看。这可行吗？

实际上，如果您能够很好地理解自己的性功能状况，可以尝试采用问卷调查表进行自测。目前，国际上制订了许多评价性功能障碍的问卷调查表，其中在评价勃起功能障碍方面最具权威的是国际勃起功能指数问卷调查表（IIEF)，该表由 Rosen 等于 1997 年设计，共有 15 个问题。1998 年，Rosen 等进一步将其简化为 5 个问题（国际勃起功能指数问卷调查表-5)，在国际上被广泛应用。另外，O'Leary 等编制的简要性功能问卷和 Wagner 等的勃起功能障碍生活质量评定表也能从不同的侧面反映患者的勃起功能状况。

下面以国际勃起功能指数问卷调查表-5 为例，介绍一下如何使用该表。该表一共 5 个问题，每个问题的分值是 0~5 分，用于评价近 6 个月的性生活情况。您根据自己的感受，在表格中符合您的选项处划圈。然后将 5 个问题的得分加起来，得到总分。最后根据总分来初步测定你的勃起功能结果（5~7 分：严重勃起功能障碍；8~11 分：中度勃起功能障碍；12~21 分：轻度勃起功能障碍；22~25 分：未患勃起功能障碍）。如果经测验您的总分值低于 21 分，您可能已有勃起功能障碍的困扰，请勿忽视。需要指出的是，这些问题的选项是根据您的主观感受进行选择，并没有“标准答案”。

国际勃起功能指数问卷调查表-5（IIEF-5）

评分标准 题目	0分	1分	2分	3分	4分	5分
1. 您对获得勃起和维持勃起的自信程度如何？	无	很低	低	中等	高	很高
2. 您受到性刺激而有阴茎勃起时，有多少次能够插入？	无性活动	几乎没有或完全没有	少数几次（远少于一半时候）	有时（约一半时候）	大多数时候（远多于一半时候）	几乎总是或总是
3. 您性交时，阴茎插入后，有多少次能够维持勃起状态？	没有尝试性交	几乎没有或完全没有	少数几次（远少于一半时候）	有时（约一半时候）	大多数时候（远多于一半时候）	几乎总是或总是
4. 您性交时，维持阴茎勃起直至性交完成，有多大困难？	没有尝试性交	困难极大	困难很大	困难	有点困难	不困难
5. 您性交时，有多少次感到满足？	没有尝试性交	几乎没有或完全没有	少数几次（远少于一半时候）	有时（约一半时候）	大多数时候（远多于一半时候）	几乎总是或总是

对于怀疑自己是“无性生活勃起功能障碍”者，可以参照无性生活勃起功能障碍患者调查问卷自测，每个问题都有“是”和“否”2个答案，如果选“是”的回答多，就要考虑是否有勃起功能障碍的问题了。但是该表并未得到广泛应用，其准确性和有效性还有待进一步研究。

无性生活勃起功能障碍患者调查问卷

A. 您目前性欲是否低下？(是　否)

B. 您对勃起是否有信心？(是　否)

C. 您的阴茎勃起时是否坚硬？(是　否)

D. 您的睡眠质量是否良好？(是　否)

E. 您在睡眠时是否能感觉到勃起？(是　否)

F. 您在睡眠时感觉到的阴茎勃起是否坚硬？(是　否)

G. 您在早晨起床前，是否总能感觉到勃起？(是　否)

H. 您在与异性或喜欢的朋友相处时，是否有性幻想或性交的欲望？(是　否)

I. 您在与异性或喜欢的朋友相处时，阴茎勃起是否坚硬？(是　否)

J. 您的异性或喜欢的朋友如果愿意与您发生亲密接触，您对自己的勃起是否自信？(是　否)

K. 您的异性或喜欢的朋友如果愿意与您发生亲密接触，您是否有自信让对方满足？(是　否)

L. 您是否经常观看或收听有关性的视频或音频资料？(是　否)

M. 您在观看或收听有关性的视频或音频资料时，阴茎勃起是否坚挺？(是　否)

N. 您平常是否手淫？(是　否)

O. 您在手淫时，对阴茎勃起是否有信心？(是　否)

P. 您在手淫时，阴茎勃起是否坚硬？(是　否)

毫无疑问，这些问卷对于诊断勃起功能障碍是有价值的，但因为这些量表主要是根据患者的主观感受进行评价，因此准确性并不能完全保证。同时，问卷调查并不能完全取代患者与医生面对面的交流，因为面谈涉及的范围会更广泛，可以有针对性地发现一些问卷发现不了的问题。因此，对于经自测量表怀疑自己有勃起问题时，需要到医院就诊以明确诊断。

31 关于勃起功能障碍的认识有哪些常见误区？

在遇到“不行”时，很多男人或女人会先判断性功能有没有问题。一些人由于缺乏性知识，难以做出准确的分析，以至于把常见的比较正常的情况误认为是出了很大的问题。整天提心吊胆，自己吓唬自己，最终真的造成了勃起问题。在临床工作中，经常会遇见患者们提出的关于勃起功能障碍的疑问，我把常见的一些误区总结如下。

（1）一次同房失败就是勃起功能障碍：有些男性在首次进行性生活时，因缺乏经验而焦虑紧张，容易造成勃起不佳。如果对此没有足够了解，很可能对自己的性能力产生怀疑，从而在以后的性生活中，还会出现上述问题。这就使男性进入了一个恶性循环：越是担心越是硬不起来，越硬不起来越是担心。事实上，男人的一生中，难免会因为心情、工作、环境、过度劳累、身体健康状况、夫妻感情等因素，在性生活时出现一次或几次不佳表现，尤其是新婚或婚前同居者，遭遇这种尴尬的概率更高。因此新手出现一两次性交失败，不是什么大事。如果摆正心态、树立信心、学习性知识，在以后的夫妻生活中适当调整，就可以重振雄风。

（2）女方没有高潮就是勃起功能障碍：一些患者来诊，张口就说“我阳痿了”，细一询问，原来是在同房时，女方因没有达到性高潮而怀疑男方“有病”。其实，男女双方的性反应过程本来就不同，主要不同点之一就是“男快女慢”。所以，如果男方在硬度正常的情况下已经射精，而女方尚未进入性高潮时，这和勃起功能障碍毫无关系。这时需要的是到医院咨询并学习性知识和性技巧，而不是先扣个勃起功能障碍的帽子，使得男方整天忧心忡忡，女方冷嘲热讽。

（3）自慰、遗精必然造成勃起功能障碍：中国古老的性观念有“一滴精十滴血”之说，认为“排精会损耗元气”。很多自慰的男性认为自慰必然造成勃起功能障碍，为此感觉内疚与惭愧，甚至产生了心理负担。实际上，这种顾虑是完全多余的。可以明确的是，自慰是未婚男性、离异和丧偶男性、与伴侣两地分居男性常有的性行为，是非常自然的性生活方式之一，与勃起功能障碍的发生没有直接关系，没有必然联系。但如果你一直担心自慰会诱发勃起功能障碍的话，那么最终可能真的会勃起功能障碍。这实际上与你异常的性心理活动有关，因为长期自慰者经常出现过度焦虑、内疚、抑郁、不安等负面情绪，这些负面的思维活动会妨碍性功能的正常发挥。遗精也是如此。健康未婚男子每月遗精两三次完全正常，超过这一频率，适当治疗即可缓解。

（4）晨勃减少或消失就是勃起功能障碍：有些患者发现自己以前在晨起时，阴茎会很快勃起并很坚硬（晨勃），但现在差了不少，因此认为自己得了勃起功能障碍。确实，晨勃能在一定程度上反映出性功能的状况，可作为性功能是否正常的一个参考指标。但是，这种勃起状况并不规律，会随一个人的体质、思想、情绪、外界环境等变化，时好时坏，并没有正常的标准，不能作为判断勃起功能障碍的指标。事实上，男性在疾病或疲劳期间，晨勃现象可能消失，而在身体状况良好时即会自行恢复。

（5）吃西药副作用大，吃了会上瘾：很多患者来看病，先跟医生讲：“最好别给我开西药，因为那些药副作用大，还会上瘾。”其实，这是关于勃起功能障碍最大的误解！目前的西药主要是5型磷酸二酯酶抑制剂。依据5型磷酸二酯酶抑制剂的药物作用原理，该类药物不会促进性欲或使人变得亢奋，不会成瘾，患者潜在的病因和病情的严重程度才是决定其是否需要长期服药及药量多少的主要因素。至于其副作用基本不会引起人体长期慢性损害，反倒是各种保健品对人体的损害可能更大。当然，这类药物必须在医生指导下应用，不可随便服用。

此外，一些患者将勃起功能障碍看成是衰老不可避免的自然现象而不予重视，还有一些患者认为得了勃起功能障碍就治不好。这都是对勃起功能障碍认识的误区，需要果断抛弃。事实上，患有勃起功能障碍后不必惊慌失措，要及时去正规医院就诊，积极配合医生的治疗，这样才有利于疾病的早日康复。

32 勃起功能障碍需要进行哪些检查？

（1）体格检查：全面系统的体格检查是诊断勃起功能障碍所必需的。其目的在于排除与勃起功能障碍有关的神经系统、内分泌系统、心血管系统及生殖器官的发育缺陷和异常等，如存在上述异常，则应考虑器质性勃起功能障碍。

（2）勃起功能指数评分：该评分的方法和临床意义，在上面已经详细讲述，这里不再重复。

（3）实验室检查：就是大家所说的抽血化验，目的也是为了了解有无影响勃起功能的全身性疾病存在。一般需要检查的项目包括血常规、尿常规、血糖、血脂、肝功能、肾功能以及性激素等。心理性勃起功能障碍患者以上检查往往正常。

（4）特殊检查：如果患者治疗无效而需要查明原因或者准备行手术治疗或者患者要求查明原因或者涉及交通事故法律鉴定等，可根据具体情况进行相应的特殊检查。由于这些检查费用相对较高，需要特殊设备，所以不是常规检查项目。常用的特殊检查包括实时阴茎勃起功能检测、夜间阴茎勃起功能检测、阴茎彩色多普勒超声检查、阴茎海绵体造影术、球海绵体反射阈测定、阴茎海绵体肌电图检查等。对于心理性勃起功能障碍患者来讲，这些特殊检查往往为阴性结果。

（5）诊断性治疗：自安全有效的口服药物5型磷酸二酯酶抑制剂（万艾可、希爱力、艾力达）问世以来，多数患者可以在进行特殊检查前，选择使用口服药物进行诊断性治疗。如治疗效果有效，可以继续应用药物，如治疗效果欠佳，则仍然需要进行一些必要的特殊检查。

33 您了解“伟哥”吗？“伟哥”是怎么对阴茎起作用的呢？

20世纪90年代初，美国辉瑞公司一行人在英国的一个小镇里，研究一个代号叫UK-92480的药物。这个药本来是打算控制血压和治疗心绞痛用的，可是招募的志愿者们吃完药以后，研究团队发现这药控制血压、治疗心脏病的效果相当一般，他们准备“各回各家，各找各妈”去了。可是有人发现，这药在男性志愿者中那是相当地受欢迎，自愿报名进实验组的人可以和现在中国人排队买“iphone”有得一比。这是怎么回事呢，干脆硬着头皮问问他们吧。一位英国大叔兴奋地说：“这玩意儿吃了以后，下面这家伙贼好使，贼硬了，老婆可满意了。”（怎么英国大叔听着像是东北来的）辉瑞公司立刻意识到，一个大馅饼砸到他们头上了。研究团队马上转变方向，又忙活起来，结果“伟哥”（万艾可）横空出世了。

“伟哥”是怎么对阴茎起作用的呢？这说来话长，得先从心脏开始说起。我们的身体是一个非常精密的系统，有各种调控机制来让人体能更好地利用自己的资源。例如，我们的血液总量就那么多，当一个人运动的时候，他会希望血液能更多地流向自己的肺部和四肢；当他考试的时候，最好大部分的血液都涌向大脑，让他能灵感如泉涌；而当他吃饭的时候，他又需要血液更多地流向自己的胃肠，以帮助他更好地吸收养分；当他看到美女，双眼一亮、心有所想的时候，他就需要血液流向“该去的地方”。不过，我们的血流动力来源就是那么一颗心脏，怎么才能实现这么多复杂的调控呢？

显然，来自心脏的动力是统一的、没法改变血液流向的，那就改变局部的阻力吧。结果，我们的血管就来帮忙了。虽然看起来血管挺细，不过血管壁分了内中外三层，其中，中间那层有许多平滑肌细胞，这就是我们要重点介绍的部位。平时，血管里的平滑肌细胞保持收缩状态，造成血管狭窄，血液流进去就像跑在二车道的小马路上一样，阻力比较大，使得流入的血液量也少。当需要增加某处血液流量时，从脑部发出的信号顺着神经纤维到达那处血管里的非肾上腺非胆碱能（NANC）神经细胞，这种细胞向周围释放出一氧化氮（NO）作为神经递质，一氧化氮就是通讯员一号，它要去找下线传达信息。下线是谁呢？在这种细胞周围的其他细胞里面有一种蛋白酶——鸟苷酸环化酶，这种酶发现一氧化氮来了，哦，该干活了，就开始制造环磷酸鸟苷，简称 cGMP。环磷酸鸟苷功能很多，不过在这个系统里，它就是通讯员二号，它被制造出来以后就去找平滑肌细胞传达上面的最新指示：赶紧放松。平滑肌细胞收到此讯息，就慢慢松弛拉长，整个血管也随之舒张，二车道就变成十六车道，那里的血液流量自然也就增加了。对于阴茎来讲，充血后就处于勃起状态，这为享受后续的美妙时刻做好了必要的准备。

要是血流没完没了进入怎么办？这时候，就要介绍一位大人物（VIP）了。这位大人物是磷酸二酯酶，简称 PDE。大人物只要一看到环磷酸鸟苷就把他拉到一边，把它转化为没有太大作用的三磷酸鸟苷（GTP）。这样，当脑部在各种刺激下传来启动信号时，环磷酸鸟苷可被源源不断地大量制造出来，虽然有磷酸二酯酶捣乱，但平滑肌细胞保持着拉长的状态，阴茎就硬了。但当脑部不再传来信号时，环磷酸鸟苷就只有被磷酸二酯酶消耗而没有产出，原本留下的通讯员再多也经不起磷酸二酯酶这么折腾啊。环磷酸鸟苷一消耗殆尽，平滑肌细胞收不到信号了，就又恢复原本的收缩状态，于是血管变窄，血液流量下降到原始水平，阴茎就软了。

总结一下，整个故事里，“好人”就是通讯员，包括一氧化氮和环磷酸鸟苷，他们都能增加血液流量；坏蛋就是磷酸二酯酶，他专搞环磷酸鸟苷。这么一总结我们就清楚了，要增加某处的血液供应，一种办法是增加干活的人手，另一种办法就是减少坏蛋，比如派个警察把磷酸二酯酶抓起来，让环磷酸鸟苷多待会儿，不就能解决这个问题了嘛。目前，在临床上第一种办法还没有太好的途径来解决，后一种办法就是口服“万艾可”这一类药。

但是，“万艾可”是口服药，吃下去以后药物被吸收，然后随着血液流动运输到全身，它怎么就能针对性地对那个“重点部位”的磷酸二酯酶进行工作呢？其实我们体内的磷酸二酯酶是一大家子，就目前所知，至少有十一种磷酸二酯酶分布在人体各部位，其中5型磷酸二酯酶就主要分布在那个“重点区域”。知道这点以后，我们就好理解了：辉瑞研究的这个学名叫“枸橼酸西地那非”的物质，在结构上恰好和5型磷酸二酯酶十分吻合，它能和5型磷酸二酯酶缠在一起，结果5型磷酸二酯酶就没工夫搭理环磷酸鸟苷了，于是环磷酸鸟苷就能不断累积，于是“那儿”的血流量就越来越多，于是局部不断充血，于是……

“万艾可”大获成功之后，其他制药公司眼都红了，立刻挽上袖子开干。于是，礼来公司做了个他达拉非（Tadalafil，商品名希爱力），拜耳推出了伐地那非（vardenafil，商品名艾力达）。结果，这三种药物给全世界的男人和女人带来“性福”，成为男科发展的里程碑。现在市场上就这三个是合法的，目前国内也出现了一些仿制品，只是这些仿品还都没有合法身份。

另一方面，我们前面提到了“万艾可”的主要作用对象是5型磷酸二酯酶，而且说了5型磷酸二酯酶主要分布在某“重点区域”。“主要”二字，就代表别处也是有点5型磷酸二酯酶的，比如说脑里面。因此，一个人服用“万艾可”以后，脑部的5型磷酸二酯酶也会受到抑制，结果就是脑部的环磷酸鸟苷相对增多了。环磷酸鸟苷这个通讯员的本事可是十项全能，除了松弛血管平滑肌以外，它还能控制离子通道、细胞凋亡、肝糖分解、眼部光传递系统等，不一而足。这就带来了万艾可的一些副作用：有的人抱怨服用以后头痛、头晕，像喝醉酒一样；有的人则表示视觉受到影响，比如整个世界都有点偏色，确切地说，偏蓝一点。这其实就表明了万艾可对脑部、眼部都有影响。正是因为“万艾可”在其他系统也有作用，所以有些聪明的研究者把它用在新的方面。比如，因为脑部的环磷酸鸟苷有辅助记忆形成的过程，2006年美国国立卫生研究院的研究员就证实了万艾可能让老鼠在迷宫里认路认得快点——基本上，这就代表了学习能力和记忆力的提高。

了解了这类药物的机制以后，大家应该放心了，“伟哥”没有长期的毒副作用，一些头晕、眼花、身上无力的不良反应，停药后就可消失，所以当医生建议你应用这类药物时，你可以大胆使用。但是，再次强调，最好不要自己贸然用伟哥，必须到医院请教医生。因为这类药并不是“一吃了之”，还是非常有讲究的。

34 应该怎样正确服用“伟哥”类药物呢?

第一，口服“伟哥”要找准时间。一般在进行性生活前的30分钟至1小时服用，年龄较大的患者，由于药物吸收可能较缓慢，常需提前1小时以上。服用药物前，如果进食过饱或食物太油腻，或者喝了酒，都会影响药物的吸收，所以在计划服药前注意不要进食过饱、过油或者喝酒。开始时，患者可以一次服用一粒药，体验服药后阴茎完全坚硬勃起（4级勃起）的感觉。如果经历了阴茎完全勃起并完成美满的性生活后，觉得服用一粒药的疗效是绰绰有余的，就可以试着减少剂量，如减少到每次半粒甚至每次四分之一粒。简而言之，病情轻少吃点，病情重多吃点。另外，除了在同房前口服外，现在比较推崇按时服用，也就是每天或隔天长期口服。原因在于，有研究发现5型磷酸二酯酶抑制剂可使内皮细胞增生，持续使用5型磷酸二酯酶抑制剂能对海绵体血管内皮细胞的功能有所帮助。患者每日服用“他达拉非”持续一段时间后，即使停药，患者的勃起功能评分仍较对照组有明显进步，其海绵体动脉最大收缩期流速仍与对照组有显著差异。

第二，在服药后需要性刺激和诱导才能起效。有些患者吃完药，便满怀希望地坐等蓝色小药丸在体内发挥神奇的功效，等着激情被点燃，结果一直到天亮也没什么反应。实际上，这类药物是通过抑制海绵体内的5型磷酸二酯酶来增强一氧化氮（NO）的作用，间接发挥效应，对海绵体无直接松弛作用。也就是说它们在性刺激引起局部释放一氧化氮后，才能使阴茎海绵体扩张、充血，实现阴茎充分勃起。如果没有适当的性刺激，仅靠服用“伟哥”是不会自动产生勃起效果的。换言之，“伟哥”的作用并不是提高患者的性欲，而是让患者在有性欲之后性器官能变得坚挺。因此，适当的性刺激，包括视觉、听觉、嗅觉、触觉等方面，也就是俗称的前戏，依然是不可缺少的。如果没有性刺激，阴茎很难充分勃起。许多研究显示，如果没有性前戏，即使服用了伟哥，依然难以成功完成性生活。所以用药后必须要有性刺激，才能有良好效果。

第三，部分患者在第一次服用药物或在初始几次服用药物时，疗效并不太令人满意。但是经过 4~8 次足量服用后，有效率能够达到80%以上。开始服用时疗效不满意的原因可能是多方面的：心理压力（对伴侣的负疚感、害怕被伴侣责难、对恢复正常性功能缺乏自信、对药物不良反应的恐惧、药物费用带来的经济压力等）、对药物疗效持怀疑态度、未得到适当的性刺激等。在尝试用药期间，以上的不利因素会因为勃起功能逐步得到改善而缓解，一点微小的进步都会给予患者极大的鼓励。最终，不利因素会被淡化，获得满意的疗效。

第四，如果服用“万艾可”效果不好，可以改用“希爱力”或“艾力达”。虽然三种 5 型磷酸二酯酶抑制剂属于同一类药物，但各自的化学结构还是有轻微差别的，这些细微的差别可以影响到药物的药代动力学特点及在人体内的吸收和代谢，从而直接影响到药物的效果。当你试用一种 5 型磷酸二酯酶抑制剂效果欠佳时，不妨改用其他两种，也许会收到意想不到的效果。

第五，很多女性在得知丈夫借用“伟哥”类药物和自己亲热后，会觉得自己好像在跟一枚药片做爱，可能会对做爱不感兴趣。如果女方对男方进行抱怨，会使得男方怀疑这类药物是否能服用，进而心里痛苦且越来越强烈地失去自信，结果可能会造成更加严重的勃起功能障碍。请女方记住：多数男人在出现勃起功能障碍时，有着一颗“玻璃心”，需要多加鼓励。这里牵涉到非常重要的心理因素。如果任何一方采取消极态度，双方就无法达到性生活上的完美，治疗效果也会大打折扣。

需要注意的是，在有些情况下伟哥类药物不能用：①患者正在服用硝酸酯类药物时，因二者都可扩张血管，合用会增加低血压的风险，所以服用任何剂型硝酸酯的患者，无论是规律服用还是间断服用，均为禁忌证。②如果最近 6 个月内曾有心肌梗死、休克或危及生命的心律失常的患者、静息状态低血压（血压 90/50 毫米汞柱以下）或高血压（血压 170/110 毫米汞柱以上）的患者、有心力衰竭或冠心病不稳定性心绞痛的患者及色素视网膜炎的患者不能用。③与α受体阻滞剂合用时需谨慎，二者同为血管扩张剂，都具有降低血压的作用，在部分患者中这两类药物合用可显著降低血压，导致低血压症状（如眩晕、昏厥）。此外，年龄65岁以上、肝功能损害、严重肾功能损害会导致血浆西地那非水平升高，这类患者的起始剂量以25毫克为宜。个别患者在服药后如果持续勃起超过4小时，应立即就诊。如异常勃起未得到即刻处理，阴茎组织将可能受到损害并可能导致永久性勃起功能丧失。

特别提醒，有些本没有勃起功能障碍的男性，为了增强性生活的激情和质量，也想找伟哥借力。事实上，伟哥是药物，有不良反应，不建议非勃起功能障碍男性使用。

35 有哪些原因会导致药物治疗勃起功能障碍失败？

如果您服用5型磷酸二酯酶抑制剂后感觉效果不理想，可以先看看是否与下列因素有关。

第一，未正确服用。研究显示，错误用药的患者占到81%，主要表现在食用高脂食物后服药、服药后立即进行性生活、没有有效性刺激或仅仅进行了几次性尝试等。现有资料表明，高脂饮食可降低药物的吸收速度，使达到最大血药浓度的时间延长约1小时，而最大血药浓度则平均降低18%。在正常情况下，三种5型磷酸二酯酶抑制剂的起效时间分别为西地那非0.8~1小时，他达拉非2小时，伐地那非0.9小时。所以患者在服药后立即进行性生活或只是简单地遵循性生活前半小时服药的话，效果可能不理想。还需要指出的是，5型磷酸二酯酶抑制剂类药物不是“春药”，不会对中枢神经系统产生作用，更不可能提高性欲，服药后必须要有充分的性刺激才能起效。

第二，未达到有效治疗剂量。有些朋友担心药物的副作用，单次服用剂量低，未达到有效治疗剂量。

第三，未坚持服药。勃起功能障碍治疗只有在重复使用药物时才能提高并巩固疗效，“做一天和尚撞一天钟”的用药习惯很难达到满意效果。一项超过 3 年的研究发现，48%的患者治疗是断断续续的。再者，有些医生在药物选择上存在着极大的随意性，导致患者不明确哪种药物最适合自己，因此服药不规律、剂量不稳定等情况也很多见。有些临床专家已提出，勃起功能障碍患者用药应长期、固定化，不能光是在有性生活的时候才用。

第四，服用了假药。大量数据表明，患者从网络或其他一些渠道，以明显较低的价格购买到假冒的 5 型磷酸二酯酶抑制剂类药物，最后造成服药效果不理想，甚至出现严重不良反应。

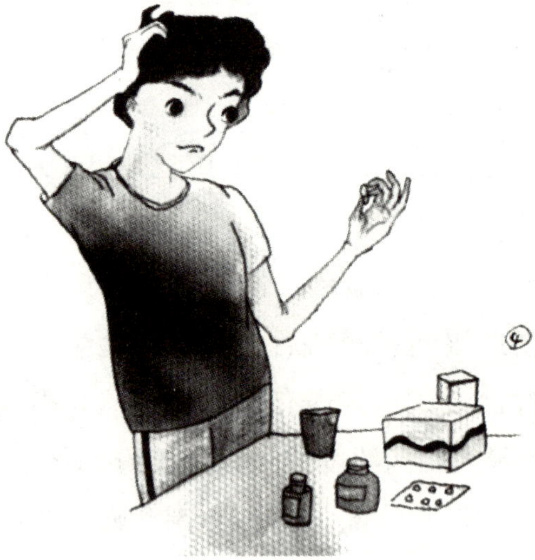

36 勃起功能障碍有哪些治疗手段呢？

当你在医院经过系统的问诊、查体和相关辅助检查后，如确诊为勃起功能障碍，医生会根据你的具体情况制订一个详细的治疗计划。对于大多数患者来讲，单纯应用药物治疗是有效的，特别是5型磷酸二酯酶抑制剂。不过，虽然5型磷酸二酯酶抑制剂是治疗勃起功能障碍的有效手段，但它们并非灵丹妙药。虽然对于轻、中度勃起功能障碍的有效率为80%～85%，但对于重度勃起功能障碍的有效率仅为40%～50%。

正是因为药物治疗并不能解决所有勃起功能障碍患者的问题，因此除了药物治疗以外，男性勃起功能障碍的治疗方法还有很多种。目前较为一致的观点是以心理治疗和口服药物治疗为勃起功能障碍的第一线治疗，阴茎海绵体注射和真空负压吸引为第二线治疗，手术为第三线治疗。其中，心理治疗是治疗中不可缺少的重要部分，包括性知识教育、心理咨询和性行为治疗等。

（1）第一线治疗——口服药物治疗：药物治疗中除了5型磷酸二酯酶抑制剂以外，还有作用于神经中枢的药物（如阿扑吗啡）和雄激素等。临床上，雄激素应用较多。如果勃起功能障碍是由于体内睾酮水平（雄激素）降低所致，对这部分患者补充睾酮会有效，但对血睾酮正常或正常低水平者，无改善勃起功能的作用。补充雄激素的不良反应有水肿、红细胞压积增高、头痛、焦虑、痤疮、肝损害及发生肝癌和前列腺癌的可能，所以在补充睾酮前应对患者进行全面检查。

（2）第二线治疗——阴茎海绵体内药物注射和真空负压吸引：阴茎海绵体内药物注射（ICI）是将血管扩张药物注射入阴茎海绵体内，

使海绵体充血以达到阴茎勃起的目的。对于内分泌性、神经性和轻度心理性勃起功能障碍，治疗效果较好。目前常用的注射药物为前列腺素E1。药物一般于注射后5~10分钟即可起效，当阴茎勃起充分后即可同房。与口服5型磷酸二酯酶抑制剂相比，海绵体内药物注射所引发的阴茎勃起不需要性刺激，也无需有正常的神经传导通路，效果明显、起效速度快。这种治疗方法的缺点是有创伤性（注射引起）、高技巧性、注射后疼痛及长期注射后可能造成阴茎变形等。该方法可由患者在家里自行完成，但第一次注射应在医生的指导下进行，同时还要由医生对所用药物的合适剂量进行评估。另外有少数患者注射药物后阴茎长时间勃起，无法自行消退，会使海绵体缺氧坏死，所以注射后如阴茎勃起超过1小时就要迅速到医院就医。阴茎海绵体内药物注射治疗的禁忌证有：①重度心血管疾病和严重心律失常；②低血压；③有出血倾向和出血疾病；④高龄体弱。

真空负压吸引是一种安全有效的物理治疗勃起功能障碍的方法。该装置利用物理原理来模拟阴茎勃起，使用时先将一个塑胶圆柱筒套在阴茎上，再用一个手控或电动控制的真空抽吸装置，将圆柱筒内的空气吸出，使其内部形成真空，从而借助圆柱体内的负压状态将血液引入阴茎海绵体内，造成动脉充血的状态而使阴茎勃起，然后再将一个设计良好、大小适中的缩窄环套在阴茎根部，造成静脉受压使血液因此不能回流，可以使阴茎保持持续勃起，患者获得足够的勃起时间。这种方法的优点是非侵入、起效快、即时可用，可用于任何原因所致的勃起功能障碍。但是该方法最大的缺点是使用时需要一定的技巧，开始时需在医生的指导下进行，毕竟在兴致勃勃的时候很熟练地进行一系列复杂的操作是很不容易的。另外一个缺点是，由于使用缩窄环压迫阴茎根部，使阴茎可能会出现紫色（淤血现象），还可能会有射精疼痛。该法对于海绵体纤维化、阴茎硬结症的患者效果不好，一些凝血机制障碍和服用抗凝药物的患者使用时应谨慎。真空负压装置诱发勃起的平均时间为2.5分钟。缩窄环最长放置时间一般为30分钟，如果时间过长可造成阴茎缺血。

（3）第三线治疗——手术治疗

1）阴茎背深静脉结扎手术：为了在勃起时使阴茎海绵体内积存更多的血液，通过结扎阴茎背侧回流血液的静脉血管来达到改善勃起的目的。这种手术虽有一定的疗效，但通常都是在术后短期内效果良好，一两年后其疗效会逐渐丧失。这是因为勃起功能障碍的真正原因可能主要在于动脉供血不足，而非静脉本身的病变。因此主要适用于较严重的先天性或外伤性静脉关闭不全者，实施该手术的患者需要严格选择。

2）阴茎假体植入术：对于经药物或其他方法治疗无效的勃起功能障碍患者，特别是阴茎海绵体纤维化或严重的血管病变所致的勃起功能障碍患者，行阴茎假体植入手术是一种不错的选择。该手术就是在阴茎海绵体腔内植入阴茎假体，在性生活时引起阴茎勃起。目前上市的阴茎假体可分为非膨胀性和膨胀性两类。非膨胀性假体使用方便，性生活前将阴茎假体扶直，性生活结束后再将其掰弯就可以了，但是当阴茎处于疲软状态时外观欠自然。可膨胀性假体植入后，无论阴茎处于疲软状态或是勃起状态，阴茎的外观都比较自然。通过挤压控制泵，储液囊内的液体就可以充入位于阴茎海绵体内的圆柱体，性生活后按压使阀门松弛，阴茎就疲软了，通过不断练习你就可以应用自如了。

但是阴茎假体只是用来帮助勃起而已，并无直接提高性欲及高潮的作用。另外该植入手术属于有创伤性的治疗，有一定比例的手术并发症，如疼痛、尺寸不合、突出、感染，此外约有5%的患者术后可能出现机器故障。医生会告诉你有关手术的优缺点及各项注意问题，故患者应在手术前明白各种类型起勃器的工作原理和特点，以方便选择。

总之，由于对阴茎勃起的研究及认识不断深入，近年来治疗勃起功能障碍的方法多种多样，口服药物的应用是划时代的进步，当然在选择上列为第一线治疗，如口服无效或不适合者，可选择第二线治疗或第三线治疗。各种治疗方法均有其利弊，最好能经专科医生详细评估，并对各种治疗方法进行讨论，患者和伴侣可以共同参与讨论，根据每位患者的实际情况给予各自不同的最优个性化治疗方案。一般来说，青壮年勃起功能障碍患者容易治疗，且见效快，而老年患者则不容易治疗，起效慢、效果差，但也有的老年勃起功能障碍患者经过短期的治疗可收到明显的效果。

37 中医对勃起功能障碍是如何认识的呢？

男性勃起功能障碍在我国古代又称“阳痿、阴痿、筋痿、阴器不用”等。明代《慎斋遗书》见“阳痿”病名，此后该病名逐渐被后世医家所沿用。

（1）病因及分型：中医认为男性勃起功能障碍有如下病因，先天不足、久病肾虚、饮食失调、房劳无度、情志不调、手淫过度、外感毒邪。根据病因、临床分型可概括为：①肾虚，肾阳虚、肾阴虚、肾气不固、肾精不足。②肝气不调，肝气郁结、寒邪伤肝、肝肾阴虚。③心病，心脾两虚，心肾不交。④气血病，气滞血淤。⑤湿热病。

（2）治疗原则：勃起功能障碍的治疗，应根据不同的病因病机来确定不同的治疗原则。因人之形体有肥瘦，气血有多寡，性格有刚柔，脏腑有强弱，阴阳有厚薄，虽是勃起功能障碍亦有体质的差异，故勃起功能障碍的治疗应因人制宜。例如，中青年患者实证占多数，情志所伤、湿热浸淫、瘀血阻络是其主要病机，可从肝论治。老年患者，年高体衰，往往同时患有动脉硬化、高脂血症、糖尿病等老年病，虚证或虚实夹杂证占多数，肾阴阳两虚、心脾两虚、气滞血瘀等病因较多。因此，中医治疗勃起功能障碍的关键在于辨证施治，归纳为以下几点：一是滋阴降火，改善全身状况；二是清热化湿，解除外界干扰；三是温补肾元，调整内分泌；四是疏肝理气，改善局部血运。除了服用中药外，针灸、按摩、药物外治等也取得较好效果。

（3）注重生活方式的调整：中医更为注重患者生活方式的调整。①舒情怀：大多数勃起功能障碍患者都伴有不同程度的精神心理障碍，精神情志因素常为精神性勃起功能障碍的主要因素，因此，宜立志向、舒情怀、戒郁怒，是预防勃起功能障碍的重要一环，也是治疗心理性勃起功能障碍的关键环节。②调饮食：要饮食有节，起居有常，不可以酒为浆、以妄为常、过度肥甘，以免湿热内生，造成此病。③节房事：性生活是人类生活的一部分，不可无也不可过。切勿恣情纵欲或手淫过度，以保证中枢和性器官得以调节和休息，有利于情志的调节和疾病的恢复。

（4）普及性知识：普及性知识和性教育，正确对待性的自然生理功能，消除不必要的精神顾虑，有利于避免精神性勃起功能障碍的发生。

38 勃起功能障碍患者可以采用哪些常见保健方法？

（1）按摩治疗

1）每日起床和临睡前各按摩脚心 1 次，每次先以左手心按摩右脚心 100 下，再用右手心按摩左脚心 100 下，动作要缓和、连贯、轻重适宜。

2）仰卧，用掌根按神阙穴，以脐下有温热感为宜，手法应柔和而深沉，时间约为 3 分钟，再用鱼际按揉气海、关元、中极，每穴各约 2 分钟，然后在气海、关元处用掌摩法治疗约 3 分钟，以小腹部有温热感觉为度。

（2）药物外治

1）取青盐 500 克，急火炒烫装入布袋或取生姜、小茴香、大葱各等份，捣碎，装入布袋，炒热后热熨下腹部或脐下，袋冷即换，每次 1 小时，1 天 2 次，可治阳痿。

2）敷贴疗法：取蜂房灰适量夜敷阴茎。

3）敷脐疗法：取五倍子、炙黄芪各 6 克，硫黄 3 克，共研为细末，放入大附子（挖空）内，再放入 250 毫升白酒中，微火煮至酒干，取附子捣粒成膏，敷于肚脐上，包扎固定，3 天后取下，间歇 10 天敷药 1 次。

4）涂擦疗法：取大黄、黄柏等量，煎液，取药液涂擦阴茎，每天 2 次，可治疗勃起功能障碍。

神阙：即肚脐，又名脐中，是人体任脉上的要穴。有温阳救逆、利水固脱之效。

气海：在下腹部前正中线上，当脐下 1.5 寸。有益气助阳、调经固经之效。

关元：在下腹部，前正中线上，当脐中下 3 寸。有培补元气、导赤通淋之功效。

中极：在下腹部，前正中线上，当脐中下 4 寸。可益肾兴阳、通经止带。

39 勃起功能障碍患者可以采用哪些食疗方法？

根据祖国医学的记载，下述食物对于勃起功能障碍患者有益。

海参：是一种典型的高蛋白、低脂肪、低胆固醇食物，祖国医学认为海参甘、咸，温补益精、壮阳疗痿，凡有久虚成劳、精血耗损、眩晕耳鸣、腰酸乏力、梦遗滑精、小便频数的患者，都可将海参作为滋补食疗之品。可以取海参适量，糯米100克，将海参浸透、剖洗干净、切片煮烂，后加入糯米，煮成稀粥，调味服食，适用于肾精亏损者。

虾：其味甘、咸，性温，入肝、肾经，有壮阳益肾、益气滋阳、养血固精、通乳抗毒之功效。常人食虾，有健身强力的效果。

羊肉：甘、温、无毒，《本草纲目》记载："羊肉能暖中补虚，补中益气，开胃健身，益肾气，养胆明目，治虚劳寒冷、五劳七伤"，将羊肉煮熟，吃肉喝汤，可有益于肾阳不足者。羊肾，其味甘，性温，有生精益血、壮阳补肾之功效。《日华本草》记载，羊肾能"补虚损、阴弱，壮阳益肾"，适于肾虚者食用。

驴肉：驴肉味道鲜美，是一种高蛋白、低脂肪、低胆固醇肉类。中医认为，驴肉性味甘凉，有补气养血、滋阴壮阳、安神去烦之功效。驴肾，味甘性温，有益肾壮阳、强筋壮骨之功效，可治疗阳痿不举、腰膝酸软等症。

狗肉：狗肉味甘、咸，性温，具有益脾和胃、滋补壮阳的作用。《本草纲目》记载，狗肉有"安五脏、轻身益气、益肾补胃、暖腰膝、壮气力、补五劳七伤、补血脉"等功效。用黑豆烧狗肉，食肉饮汤，可治疗阳痿早泄。将熟附煨姜烧的狗肉能温肾壮阳、祛寒止痛。但是，狗肉性温热，多食可上火，凡热疡及阳盛火旺者，不宜食用。

鹌鹑：鹌鹑肉嫩味香，香而不腻，一向被列为野禽上品。鹌鹑肉不仅味鲜美、营养丰富，还含有多种无机盐、卵磷脂、激素和人体必需氨基酸。鹌鹑的肉和蛋，是很好的补品，有补益强壮的作用。祖国医学认为，鹌鹑肉可“补五脏、益精血、温肾助阳”，男性经常食用鹌鹑可增强性功能并增气力、壮筋骨。

麻雀：祖国医学认为，雀肉能补阴精，是壮阳益精的佳品，适用于治疗肾阳虚所致的阳痿、腰痛、小便频数，补五脏之气不足。雀肉烧熟食或酒浸饮，有温阳作用，对阳虚、阳痿、早泄、带下症等有较好的疗效。麻雀蛋味甘、咸，性温，具有滋补精血、壮阳固肾之功效，对于精血不足、四肢不温、怕冷等症有效，肾阳虚所致的阳痿者常吃麻雀蛋，具有健体、养颜、增强性功能等作用。需要注意的是，雀肉大热，春夏季及患有各种热症、炎症者不宜食用，有阴虚火旺、阳盛者不宜食麻雀蛋。

韭菜：具有温补肝肾、助阳固精的作用。《本草拾遗》中记载：“韭菜温中下气，补虚，调和脏腑，令人能食，益阳。”《本草纲目》记载，韭菜补肝及命门，治小便频数、遗尿等。可以韭菜炒虾仁、鸡蛋，喝适量白酒，每天 1 次，10 天为 1 疗程，适用于肾阳亏衰者。用韭菜籽研粉，每天早晚各服 15 克，开水送服，对治疗阳痿有效。

淡菜：又名珠菜、壳菜，其味咸、性温，有温肾固精、益气补虚之功效，适用于男性性功能障碍、遗精、阳痿、房劳、消渴等症。男性常食可强壮身体、增强性功能。

荔枝：味甘、性温，有补益气血、添精生髓、生津和胃、丰肌泽肤等功效，可用于病后津液不足、肾亏梦遗、脾虚泄泻、健忘失眠诸症，对遗精、阳痿、早泄、阴冷诸症和肾阳虚而致腰膝酸痛、失眠健忘等症有益。可取荔枝干 10 个，五味子 10 克，金樱子 15 克，水煎服，每日1剂，久服，可强身健体，治疗疾病。但荔枝性温，不能多食，内热及肝火旺者不宜吃荔枝。

枸杞（子）：中医认为，枸杞味甘、性平，入肝、肾、肺经，有滋补肝肾、益精明目、和血润燥、泽肤悦颜、培元乌发等功效，是提高男女性功能的健康良药。可用于治疗肝肾阴虚、头晕目眩、视物昏花、遗精阳痿、面色暗黄、须发枯黄、腰膝酸软、阴虚劳嗽、老人消渴等症。现代医药学研究发现，枸杞子有增强机体免疫功能、增强机体抵抗力、促进细胞新生、降低血中胆固醇含量、抗动脉粥样硬化、改善皮肤弹性、抗脏器及皮肤衰老等作用。常服枸杞子，可延缓衰老、美肤益颜及提高性功能。不过，枸杞子有兴奋性神经作用，性欲亢进者不宜服用。

需要指出的是，上述食物只能是治疗的辅助方法。如果有勃起功能问题，必须到正规医院就诊，根据患者情况酌情采用食疗。

附　男性阴茎按摩保健操

男性阴茎按摩可使阴茎的血液循环畅通，可以提高性交的质量和生殖器健康。需要注意中途不要射精，按摩完毕可以射精。每个动作做20~30次，要充分润滑，润滑剂可用按摩膏，也可用婴儿油。

1. 左手握阴茎根部，右手拇指轻揉阴囊前部。

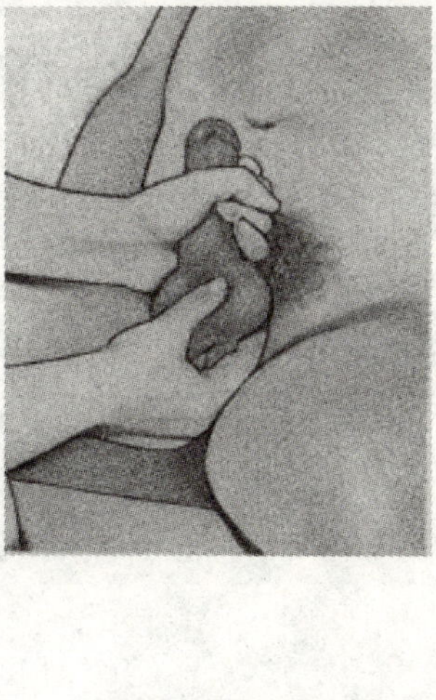

2. 使阴茎紧贴腹部，左手示指和中指张开轻压在阴茎上，右手同样动作轻压在左手和阴茎上，向前轻推。

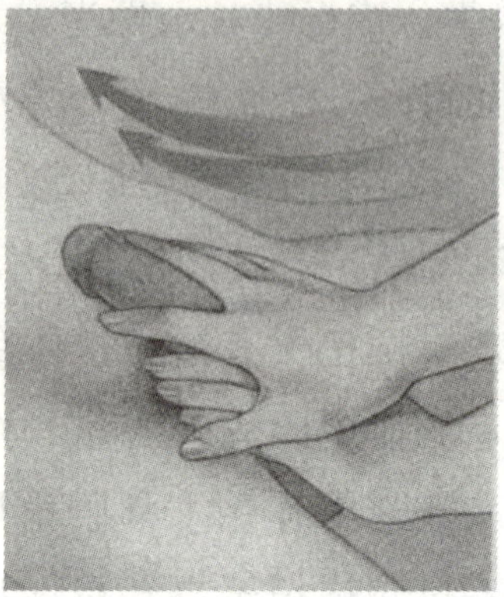

3. 右手握阴茎根部，左手成螺旋状由下向上运动。

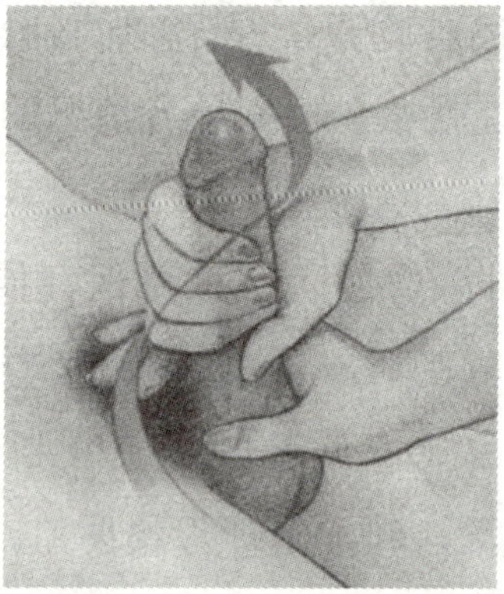

4. 两手平伸，交错轻搓阴茎根部。

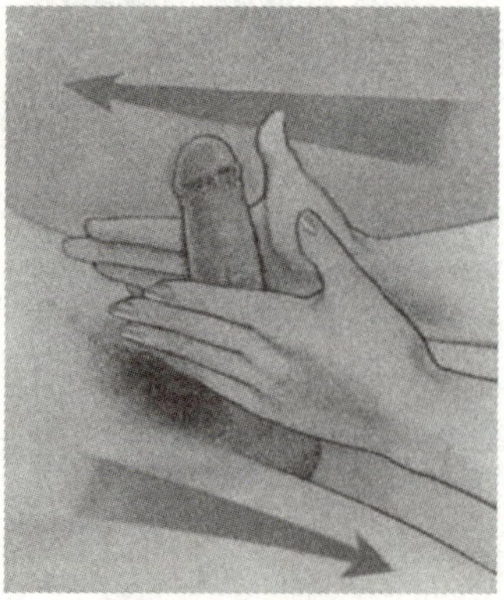

5. 使阴茎紧贴腹部，右手示指轻压龟头冠状沟部。

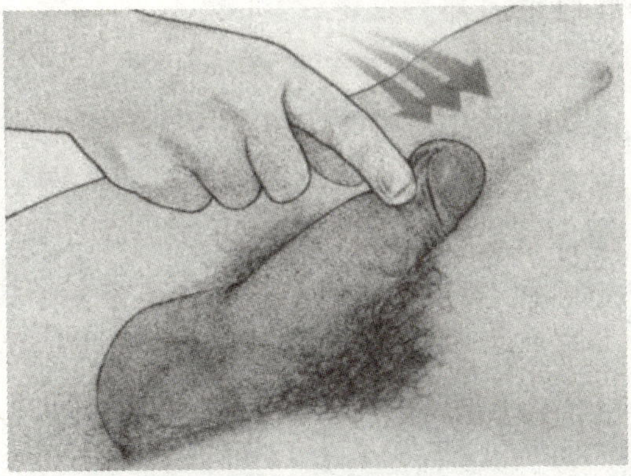

6. 两手示指轻压龟头冠状沟边缘下部，并轻轻搓动。

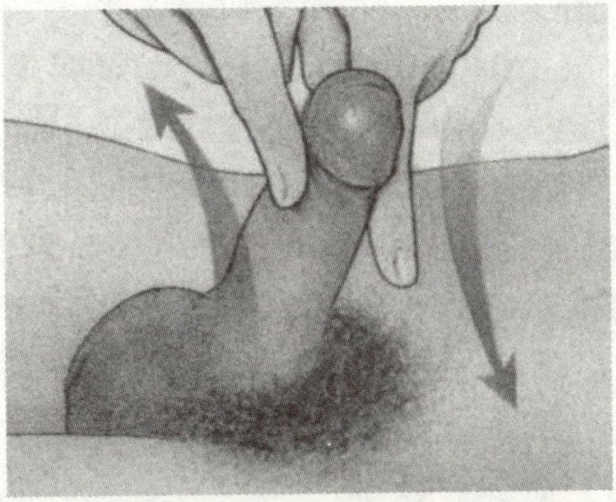

7. 左手握阴茎根部向上轻提，右手四指轻揉阴囊根部。

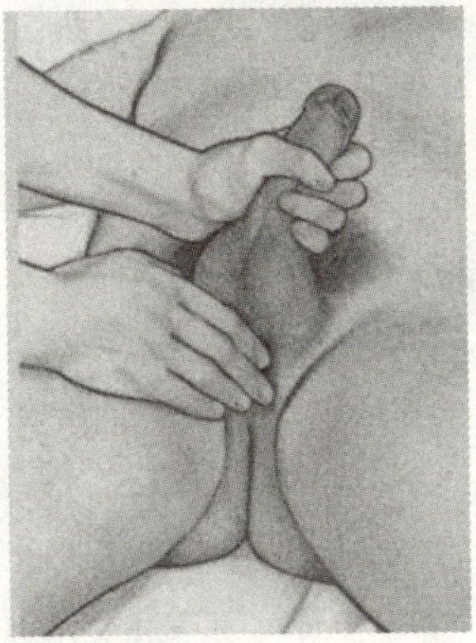

8. 左手握阴茎根部向上轻提，右手四指屈曲状，用右手四指中节轻压阴囊根部和肛门中间部。

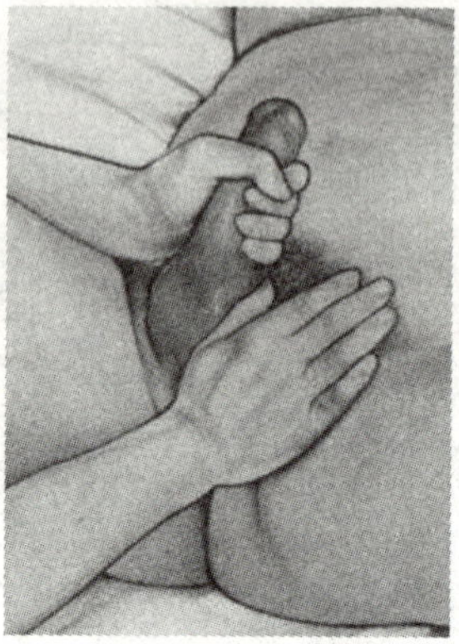

第三章 早 泄

"我这还没感觉呢，他就结束了"——对男性来说，性生活时很快就鸣金收兵简直是扎在他们心头的一根刺，很多人为此恐惧、焦虑和自卑，使之成为困扰他们的重大问题。这种射精过快的情况在医学上称为早泄（PE）。事实上，早泄是最常见的男性性功能障碍，有统计认为早泄影响约三成男性，或者可以说每个男性在其一生中的某个时期都可能受到它的影响。但是，真正了解早泄者少而又少。

40 什么是早泄?

有学者认为，从生物学角度来看，在自然界里动物只有快速射精，尽可能缩短交配时间，才能减少来自天敌的伤害。从演化的观点上来说，只有能够在较短时间内射精的雄性，才有较高的机会让雌性受精，使自己在残酷的生存竞争中得以存活和繁衍后代。与此相反，需要较长时间才能射精交配的雄性，容易在交配过程中被其他雄性或其他物种侵略或捕杀，因此早泄正是适者生存的结果。人类也是如此。实际上，过快射精在过去很少被认为是一种疾病，相反，还曾经被视作男性生理优越的象征。只有当社会发展到一定程度，人类开始追求性享乐时，射精过快才被视为疾病。

自 1887 年首篇文献报道开始，一直到 20 世纪上半叶，早泄始终被认为是一种特殊的心理异常，也就是所谓的神经官能症，并通过精神分析来加以治疗。后来，一位德国的内分泌学家对这种纯粹的精神分析学说提出质疑，认为早泄并非精神性疾病，而是一种心身疾病，其中既有生物学因素也有心理因素，并以麻醉软膏来延缓射精。在 20 世纪中叶，选择性 5-羟色胺再摄取抑制剂（SSRIs）的临床应用，为早泄的治疗带来了突破，成为早泄治疗的一线用药。

具有讽刺意义的是，虽然发病率很高，但迄今为止，早泄在医学上还缺乏一个公认的定义。目前，临床上对于早泄常用以下几种定义：较为公认的一种是根据美国精神病协会颁布的《精神疾病诊断和统计手册》第四版（DSM-Ⅳ-R）定义："持续地或反复在很小的性刺激下，在插入前、插入时或插入后不久即射精，比本人的愿望提前（医生判断时考虑影响性兴奋持续时间的各种因素，如年龄、性伴侣、性交环境和性交频率)，早泄明显造成本人痛苦和人际关系（伴侣之间）的紧张，而且这种情况不是由于某种精神活性物质的戒断（如鸦片）所引起的"。另外一种是国际性医学学会（ISSM）采用的定义："早泄是一种男性性功能障碍，其特征是几乎或总是在进入阴道之前或进入阴道后约 1 分钟内射精；没有延迟射精的能力；由此产生消极的个人结果，如苦恼、忧虑、沮丧和（或）逃避性活动等"。2003 年，世界卫生组织（WHO）第 2 届性功能障碍国际指导会议提出早泄的多元定义："早泄是最小性刺激之前发生持久性地或反复性地射精；或者是插入阴道之后立刻射精；或者是在性交者不想射精之前发生及性交者无法主动控制的射精"。

虽然定义内容不同，但都包括了三个共同的因素：很短的阴道内射精潜伏期（IELT)、男方不能控制射精、因射精时间过短存在巨大的心理压力和（或）交流困难。简单来说，早泄是指男性缺乏射精控制能力，在双方未达到性满足前过早射精。这里的关键就在于"控制射精"。从理论上分析：如果男方能够正常地控制射精，可以将射精时间延长到决定射精的时刻，就没有早泄。反之，如果男方对射精的控制不充分，在没有进入或者插入不久就射精，则有早泄。

在临床实践中，早泄可由两种不同方法来定义，即客观标准和主观感受。客观标准是根据实际射精持续时间（<1 分钟）或阴茎抽动次数（<20 次）来判断。主观感受是指男性在其本人或伴侣期望的时间之前射精的情况，此类男性往往感觉到对射精控制力降低和（或）这种境况引起他困扰、不满意或与人交往困难。只要有上述客观指标或主观感受就可以诊断早泄。但是需要特别指出的是，与勃起功能障碍的定义类似，早泄诊断的前提是有阴道内性交。如果只是自慰时感觉时间短，不宜诊断为早泄。

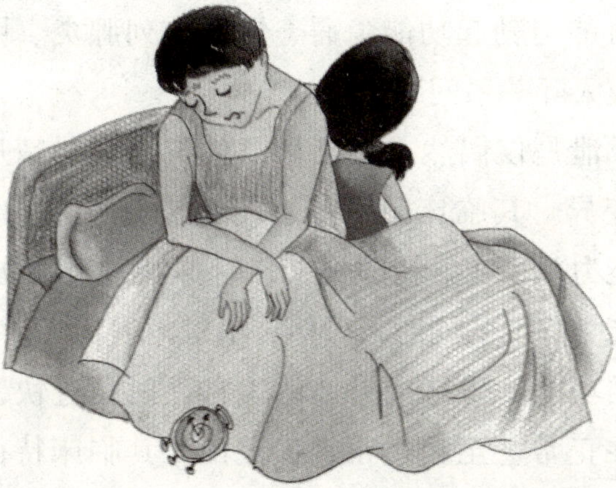

41 早泄是如何分类的？

一直以来，早泄分为原发性和继发性两种。原发性早泄是在首次性生活时就出现，而且这一状态可持续存在；继发性早泄则以渐进性或突然发病为特征，发病前可正常射精，没有原发性早泄那样严重。近期，学者们新加上了自然变异早泄和早泄样射精功能障碍两种分类，这两种“早泄”不应该被视为真正的病理性症状。

原发性早泄更多是由神经生理学原因所致，其临床特征是：①从首次性生活后一直存在；②几乎每次性交都出现射精过快的情况；③几乎与任何性伙伴性交时均会出现；④绝大多数（90%）情况下阴道内射精潜伏期在1分钟以内，小部分为1~2分钟；⑤控制射精能力差，在射精即将来临时抑制射精的能力低下或缺乏。

继发性早泄的特点是：①一生中的某个阶段发生射精过快，此前多数情况下阴道内射精潜伏期正常；②早泄突然或逐步出现；③控制射精的能力差，在射精即将来临时抑制射精的能力低下或缺乏；④射精障碍的出现可能与勃起功能障碍、慢性前列腺炎、甲状腺功能不全等疾病及心理或人际关系问题相关。

自然变异早泄是仅偶然或在某种条件下出现射精过快，属于正常射精过程中的变异。其临床特征是：①射精过快的出现，没有规律；②控制射精的能力差，在射精即将来临时抑制射精的能力低下或缺乏；③在控制射精能力降低的同时，可伴有阴道内射精潜伏期过短或正常。

早泄样射精功能障碍是指男性认为自己射精过快，但实际上阴道内射精潜伏期在正常甚至超过正常值范围，其临床特征是：①性交时主观感受发生射精过快和射精缺乏控制；②实际阴道内射精潜伏期在正常范围；③对自己射精控制能力的认识并不是其他疾病所引起，心理和（或）人际关系问题可能是潜在原因。

早泄准确分类的目的在于细化对患者的诊断和治疗。由于每个人对性生活的预期不同，因而对早泄有不同的认识和理解。严格来讲，早泄只是一种主诉，有时代表性功能障碍，有时属于正常范围。因此，对早泄进行正确的分类，可以加深对疾病的理解，有助于进一步阐明病因和合理施治。

42 有哪些因素会造成早泄？

目前虽然在生理学、心理学、行为学甚至是社会文化背景层面都有大量的研究及探讨，但是原发性早泄的真正原因仍然是难解之谜。有一种观点认为，原发性早泄是单纯心理层面上的问题：由于男性的早期性经验（包括自慰）往往是在怕被发现的紧张情绪中完成的，力求快速射精，长此以往就形成了过快射精的性行为模式，这种条件反射一旦形成，在以后的性生活中也难以改变。当然也有学者反对这种观点，他们发现部分早泄患者在神经传导和性激素水平上与正常人有所不同，因此认为早泄患者存在生理上容易兴奋和外生殖器局部过度敏感的问题。

总体来说，早泄的原因复杂，不同的人有不同的原因。大多为精神心理因素，受大脑病理性兴奋或脊髓中枢兴奋增强影响，少数为器质性疾病引起。

（1）精神心理因素

1）焦虑和抑郁：婚前仓促性交或者自慰时害怕被人发现和耻笑，因此心情紧张，力求快速射精，逐渐养成早泄的习惯。性交次数过少，一旦性交可引起过分强烈的性兴奋而引起提早射精。人际关系、家庭关系、夫妻关系不融洽，造成焦虑、紧张、畏惧。缺乏自尊、遭受挫折，时常感到内疚、耻辱、自卑等。缺乏性知识、性交技巧和经验等。由于早泄可以导致性伴侣双方对性经历不满意，会加剧焦虑，而焦虑反过来又使早泄越加严重，形成恶性循环。

2）疲劳过度：体力劳动或脑力劳动后感到疲劳，精力不足时进行性生活，也容易发生早泄。

（2）器质性因素

1）身体素质的差异：研究发现，早泄者的阴茎海绵体肌反射比非早泄者快，有人认为可能是由于血中睾酮含量高，使射精中枢兴奋性增高，阈值下降，射精中枢容易兴奋而过早射精。但是绝大多数早泄患者的内分泌功能基本正常，这种观点是否正确有待于进一步研究。近年来有研究表明，早泄患者阴茎头生物感觉阈值比健康对照组显著降低，而且这种变化可以通过局部使用药物而逆转，据此提出早泄的原因与阴茎感觉阈值降低和神经兴奋性增高有关，这种观点也有待于进一步证实。

2）引起神经系统损伤的疾病：如骨盆骨折、慢性前列腺炎、动脉硬化、糖尿病等会直接影响射精中枢，使其控制能力下降而产生过早射精。

3）生殖器官本身的疾病：如阴茎包皮系带过短或包皮口紧，会阻碍阴茎充分勃起，还可能造成性交时疼痛，同房时浅尝辄止，很快射精。泌尿系统慢性感染使与射精反射相关的会阴部肌肉组织长期慢性充血水肿，呈易激惹状态，稍有性刺激即出现性兴奋而很快射精。

（3）其他因素：性交持续时间与男性年龄、体质强弱、性生活经验、性交环境等都有关系。同一个人在每次性交时射精的快慢也不同。如新婚初次性交、婚后久别重逢或禁欲较久后第一次性交时，可因男方过度兴奋使射精潜伏期缩短，甚至会一触即射，这是正常现象，不必多虑。一旦连续几天性生活后，射精潜伏期会逐渐延长，射精速度就会逐渐慢下来。有不少男子在新婚后一段时间内有早泄表现，如果能够正确认识的话，大多数会自然调整到正常水平。

另外，射精速度的快慢和性交体位、阴茎抽动的幅度和速度以及女性的反应都有关系。如果同房过程中女方突然有意收缩阴道，加强对阴茎的紧握作用，对男方的刺激会明显加剧，从而导致射精大大提前。

43 如何诊断早泄？

一般来说，只要您有上述客观指标或主观感受就可以诊断早泄，绝大多数的诊断比较容易。不过，在诊断早泄时更主要的是要对其进行分类，这是因为不同类型早泄的治疗和预后完全不同，如继发性早泄找到原因并加以治疗者，治疗效果较好，因此怀疑自己有早泄问题的患者最好到医院找专科医生进行诊断和治疗。

诊断早泄主要依据病史。详细完整的病史是诊断和治疗早泄的根本，可以说早泄的诊断就是靠完整的病史来得出的。病史是医生询问您及性伴侣获得的，包括早泄发生的频率、病程时间长短、早泄发生时性刺激的强弱、容易发生早泄的特定环境、平时性生活中的一些情况（前戏、自慰、性交、性伴侣之间的关系）以及早泄对于双方心理的影响等。另外，您的一般健康状况也是医生需要询问的内容，可了解有没有其他容易引发或造成早泄的疾病，如冠心病患者可能因为害怕性刺激造成心肌梗死发作而出现早泄，这种早泄问题往往在心肌梗死治疗后会自然痊愈。病史还可能包括您的人际关系、工作情形等。

对于原发性早泄者，医生需要了解您的家族史、成长史以及曾经遭受的精神创伤。对于继发性早泄者，医生则需要鉴别您所患的疾病是早泄还是勃起功能障碍。临床上有不少患者既有早泄又有勃起功能障碍，这时医生会按照勃起功能障碍进行必要的辅助检查，以便找到勃起功能障碍的确切病因，有针对性地进行治疗。事实上，很多早泄和勃起功能障碍共存的患者，早泄是由勃起功能障碍引起的，一旦勃起功能障碍得到有效治疗，早泄的问题也会随之解决。

由于诊断早泄的主观性太强，因此国内外采用多种量表评估早泄患者性功能并提供较客观的量化指标。国际上多采用早泄诊断工具（PEDT），国内较多采用中国早泄患者性功能评价表（CIPE）。这两张表的使用方法与国际勃起功能指数问卷调查表-5相同。

需要指出的是，以上问卷对于诊断早泄是有价值的，但是同诊断勃起功能障碍的各种量表相似，这些量表主要是根据患者的主观感受进行评价，因此准确性并不能完全保证。同时，对于早泄患者来说，详细透彻的医患交流是很重要的，甚至对某些患者来说，交流本身就是治疗的一种手段。因此，再次强调，怀疑自己有早泄问题的患者最好到医院找专科医生进行诊断和治疗。

一般来说，体格检查和实验室检查在诊断早泄上不太重要，因为早泄患者在行体格检查和实验室检查时，检查结果通常都是正常的。虽然如此，简单的外生殖器检查还是必须做的。必要时，可能需要进行血液检查、尿液检查、前列腺检查、神经系统检查（如阴茎振动感觉测定、阴茎背神经体感诱发电位测定、球海绵体反射潜伏期测定）和心理学检查等。

早泄诊断工具（PEDT）

问题	评分					
	0	1	2	3	4	得分
1. 您试图延长性交时间的困难程度如何？	一点都不困难	有点困难	中等困难	很困难	极度困难	
2. 您在希望射精前就射精的频率如何？	从不，几乎不（0%）	非常少（25%）	大约有一半的次数（50%）	一大半（75%）	几乎总是（100%）	
3. 您接受很小刺激就射精的频率如何？	从不，几乎不（0%）	非常少（25%）	大约有一半的次数（50%）	一大半（75%）	几乎总是（100%）	
4. 因为不能控制射精，您觉得沮丧吗？	从不	有点	中等	非常	极度	
5. 性生活时，您有多少次对因为射精时间短导致伴侣不能满足而感到焦虑？	从不	有点	中等	非常	极度	

中国早泄患者性功能评价表（CIPE）

题目＼评分标准	1分	2分	3分	4分	5分
1. 平时的性欲望或性兴趣的程度如何？	很低	低	一般	较高	很高
2. 性生活时阴茎勃起硬度足以插入阴道的频率如何？	几乎没有	少数几次	一半时间	多数时候	几乎总是
3. 性生活时能够维持阴茎勃起直到完成性生活的频率如何？	几乎没有	少数几次	一半时间	多数时候	几乎总是
4. 性生活时从阴茎插入阴道直到射精的时间有多久？	极短（＜30秒）	很短（1分钟）	短（2分钟）	比较短（3分钟）	不短（>3分钟）
5. 性生活时您试图延长性交时间的困难程度如何？	很困难	困难	一般	有些困难	没有困难
6. 总体而言，您对性生活的满意程度如何？	很不满意	不满意	一般	满意	非常满意
7. 总体而言，您的配偶对性生活的满意程度如何？	很不满意	不满意	一般	满意	非常满意
8. 性生活时您的配偶达到性高潮的频度如何？	几乎没有	少数几次	一半时间	多数时候	几乎总是
9. 您对圆满地完成性生活的自信程度如何？	很低	低	一般	自信	很自信
10. 性生活时，有多少次感到焦虑、紧张或不安？	几乎没有	少数几次	一半时间	多数时候	几乎总是

44 早泄可以通过自慰时的持续时间来判断吗？

在男科门诊中，经常会遇见一些年轻人因为“早泄”来就诊。可询问后才发现，他们根本没有性生活，只是因为觉得自慰时持续时间短，就认为自己射精快是“早泄”。实际上，自慰时间是不能准确判断射精快慢的。原因在于射精时间受生理、心理及环境等多方面因素的影响，真正的性生活和自慰有很多差别，后者不能替代前者，也不能完全反映男性真实的性能力。

首先，自慰和性生活对男性心理的影响截然不同。性生活是男女双方性爱的方式，而自慰则是个人为性满足而采取的方法。正常性生活时，男女双方往往比较放松，有性前戏，男性射精前保持的时间自然较长；而自慰时，男性只是为了享受射精当时的快感，省略了很多过程，再加上很多人在自慰时是偷偷进行而且急于结束，久而久之就会养成射精快的习惯。

其次，性生活是阴茎和阴道的摩擦刺激，较柔和润滑。自慰对阴茎的刺激强度比较高，性感受更为强烈，射精时间自然会比正常性生活要快。国外曾有专家对一组性功能正常的男性做过调查，发现该组男性在正常性生活时，射精时间平均达 8.25 分钟；而在相同环境下，他们自慰时的射精时间平均只有 4.89 分钟。

总之，自慰和真正的性交差别巨大，自慰方式又千差万别，所以很难根据自慰的持续时间对是否早泄作出正确判断。

45 早泄的治疗方法有哪些？

早泄的主要治疗手段包括性教育和心理治疗、行为治疗、药物治疗等。因为绝大多数早泄者都缺乏科学的性知识并存在心理问题，所以性教育和心理咨询必不可少。早泄的治疗方法是非常个体化的，应根据不同的病因和分类来选择不同的治疗方案。

原发性早泄应以强效延迟射精的药物治疗为主，包括口服药物和局部治疗。治疗过程中您要定期复查。行为治疗虽然有效，但由于原发性早泄大都需要终生治疗，而行为疗法一般又难以长期坚持，因此可不采用该法。

继发性早泄的治疗重点在于治疗引起它的潜在疾病，如勃起功能障碍、前列腺炎等。很多患者在原发疾病治愈后，早泄的症状也得以消失。因此，要先对原发疾病进行治疗，至少在原发疾病得到控制后再把治疗重点放在早泄上。可根据具体情况采取心理治疗、药物治疗和行为疗法。

对于自然变异性早泄者，需要认识到零星的过早射精是正常的，这并不是疾病，主要通过心理疏导来解除顾虑，重拾信心。由于是偶然的早泄，一般无需以药物来延迟射精。

至于早泄样射精障碍者，因为射精时间无异常，不属于疾病状态，因此最好不要使用药物，可以单纯采取心理疏导或心理治疗。

除了上述方法外，物理治疗（如电生物反馈治疗）和手术治疗对某些特定患者也可以采用，有一定的效果。

需要强调的是，早泄的治疗过程较为漫长，在整个过程中，女方因素也很重要，有时甚至是决定性因素。由于中国的文化和教育特点，早泄患者的性伴侣一般都缺乏基本的性知识教育，易有怨恨和焦虑的心理，常常责难、威胁男方，因此建议女方也一同到医院接受性知识教育和必要的心理治疗，认同和配合治疗计划。事实证明，女方的性知识、性技巧的提高和关心理解、体贴配合男方，可以缓解男方的紧张心理，帮助其树立治愈信心，是保证疗效的关键因素，否则事与愿违，不利于男方早泄的康复。

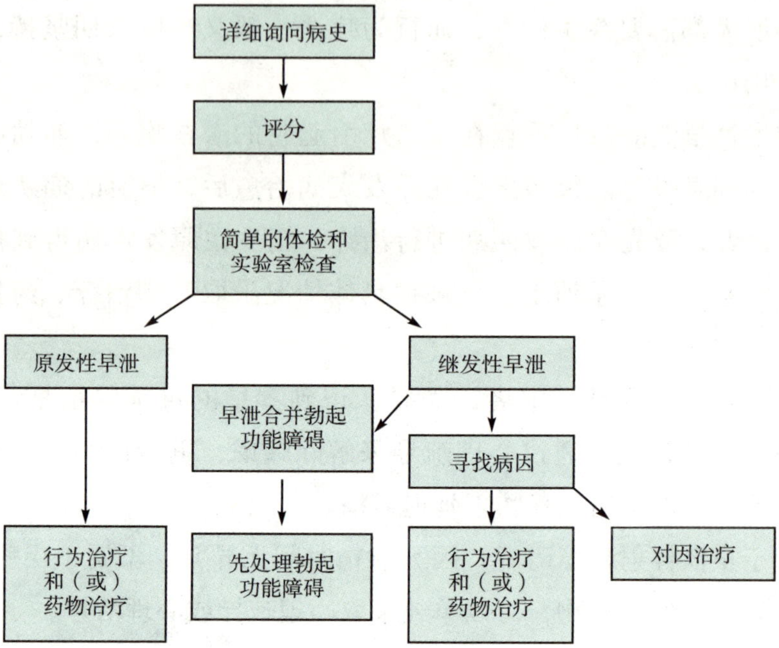

早泄的诊疗程序

46 什么是早泄的行为疗法？

虽然古语云“食色，性也”，但性本身是个不断学习提高的过程。性行为需要在专业医生指导下通过自身反复实践来不断学习，以不断增加经验、改进技巧、熟练控制兴奋及冲动，这个过程就是性行为治疗。它是早泄治疗史上最先采用的方法。

行为治疗主要包括性感集中训练、阴茎挤捏疗法和停-动技术等，另外还可以包括增加射精频率、采取女上男下的性交姿势、训练骨盆底肌肉收缩运动等。这些方法将在下文进行比较详细地介绍。

虽然行为治疗的短期成功率可达95%，但长期追踪结果发现，有

75%的患者治疗3年后仍和未治疗前一样。因此行为治疗只对一小部分早泄患者有长期的效果。

由于行为训练的时间较长，有些男性觉得烦琐麻烦，希望找到“偷懒”的方法。事实上，随着科学技术的发展，很多行为训练的方法可以由机器代劳。比如国内男性疾病诊断治疗系统中的早泄脱敏训练，就是通过机器的反复抽动变化，结合行为训练和物理治疗，降低阴茎的过度敏感，从而达到治疗效果。

47 性感集中训练是怎么回事？

性感集中训练由 William Masters 和 Virginia Johnson（美国妇科学医生，是现代研究人类性行为特别是女性性行为的科学家）提出，主要是使配偶双方通过视、触、闻、静养等途径多方面表达相互间的情爱而不是简单的性交，双方彼此提供和接受对方肉体给予自己的愉快感受。该方法主要包括非生殖器性感集中训练、生殖器性感集中训练、阴道容纳、阴道容纳并活动等四步。简单说，前两步主要就是“摸”，后两步才是进入女方身体。训练应在双方都适宜的时间和良好环境条件下进行，身体和精神完全放松，房间温暖、舒适，光线柔和暗淡，或者伴有轻松愉快的音乐，避免他人干扰。双方最好裸体，面对面注视，被动的一方仰卧或俯卧，主动的一方侧卧或坐在其身旁。训练时间一般隔天1小时为宜，双方轮流充当主动或被动角色。总共安排治疗次数为15~30次，视治疗进展而定。

第一步是通过对非生殖器抚摸训练，来逐步消除焦虑情绪。双方重建身体间密切接触，发现彼此间的性敏感区，使双方开始树立信心和建立亲密感。先由一方抚摸对方的全身，以引起对方愉快感，但不抚摸双方的生殖器和女性乳房。触摸者采取多种形式，快慢、轻重等相结合地进行触摸。被触摸者只需舒适地躺在床上，将注意力集中在自己的快感上，唯一要做的是仅仅将产生刺激或不愉快的触摸方式及时告诉对方。一般每周3次为好。为强化训练效果，可以制造一些浪漫气氛，并配合使用一些润滑液。然后互换角色训练。这是治疗的重要步骤，切不可操之过急，时间为1~2周。

第二步是对生殖器的刺激训练。其目的在于提高男方射精的刺激阈，延长平台期，并使患者识别出射精前的感觉。训练之前男方可首先接受单独的阴茎刺激训练：在性幻想下自行抚摸阴茎头及冠状沟，若有射精冲动则训练挤捏技巧，而后在勃起状态下将阴茎置入热水中浸泡约5分钟，取出后再重复抚摸、挤捏训练，每日至少重复2次，时间为1~2周。而后由女方对男方按前述方法做阴茎刺激训练，再维持1~2周。在此期间仍不能忽视性知识教育，双方要了解涉及性反应的男女生殖器方面的基本知识。

第三步是进行阴道插入训练。此阶段治疗目的是减少因性交而引起的焦虑，双方应着重体会性快感和提高控制性高潮的能力。此时，一般建议采用女上男下位的姿势或侧位姿势，由女方进行主导性活动。这种体位不但使男性处于放松的被动位置，而且较小的动作幅度可延缓男性射精。该步骤可进行2~3天。

第四步是阴道内活动。与第三步不同的是，双方可在插入阴道时进行阴茎活动，这是性行为治疗计划的最后阶段。此时主要是做停-动-停训练，如果男方因再次出现早泄而产生焦虑和失望情绪，要及时介入心理治疗，必要时可重复进行第二步的自我阴茎刺激训练，找出导致失败的心理和操作技术上的原因并加以纠正，直到患者能有效地延长阴道插入时间为止。所谓停-动-停训练，就是当男性感觉到将要射精时就暂停，女方则立刻抬起身体脱离男方，甚至还可压迫龟头下方3～4 秒，来降低兴奋性，待休息 15～30 秒后再继续。其他方法包括转移注意力、改变体位动作等也可以采用。

以上四步是基本步骤，如今已经出现了一些改进的方法，如将第三和第四步合二为一，但总的原则没有太大改变。

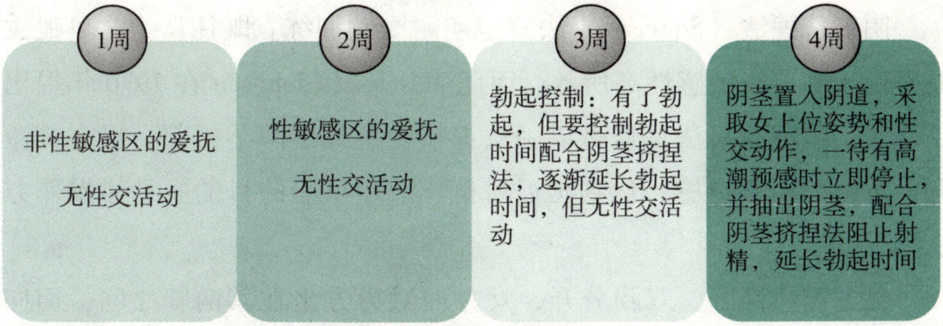

“性感集中训练”治疗早泄步骤

由于早泄者很容易产生焦虑和思想压力，或因性交失败产生对性的畏惧心理，所以在进行行为疗法过程中的前两步一定要禁忌性交，使患者在轻松愉快的气氛下接受治疗，让大脑皮层有一个适当调整和养精蓄锐的时间。在行为治疗中，如果前一个阶段的治疗没有成功，就不能进入下一阶段，而要延长或修订前一阶段的治疗方案。特别提醒双方，不是此次训练结束就完事了，以后性交时要将已经掌握的交流技巧和了解的彼此之间性爱好应用于性交过程中，而双方关系的改善、感情的融洽、坦诚地交流、互相了解双方的性敏感区域、尽可能多一些性前戏及性生活后的关爱，都可以改善性生活满意度，解决早泄对双方性生活所造成的紧张及冲击。

48 什么是阴茎挤捏疗法?

阴茎挤捏法（Squeeze 手法）也叫耐受性训练。既往认为，早泄主要是由于阴茎头敏感性高所致，因此 Masters 和 Johnson 在 1970 年提出了该法。阴茎捏挤法是通过以手法捏挤阴茎头或阴茎根部，提高刺激阈，缓解射精紧迫感，达到延迟射精、治疗早泄的目的。具体操作方法如下。

男方裸体仰卧，双腿分开，女方面对男方坐在其两腿之间，面向男方头部，这样用右手操作十分方便。然后，女方用手对阴茎不断地施加刺激，待男方出现射精紧迫感时，女方迅速以右手拇指放在阴茎的系带部位，示指与中指放在阴茎另一面，恰好分别位于冠状沟的上下方。挤捏压迫 5 秒左右突然放松，阴茎将会逐渐疲弱。阴茎疲软后再进行性刺激，如此反复。这种技术可以提高男子射精的刺激阈，从而缓解射精的紧迫感，坚持使用 15~30 次，能明显加强抑制射精的能力，延长射精时间。

经过几天捏挤训练后，男性信心增强，症状有所改善。对男性来说，阴茎在阴道内的感觉与未性交的性活动是非常不同的，因此要把此方法转移到女上位性交中。在阴茎插入阴道前，女方在女上位使用挤捏技术 3~8 次。进入后，静止不动，双方都把注意力集中到身体感觉上，男方此时绝不要主动摩擦。阴茎在阴道内短时搁置后，女方应把阴茎拔出再次捏挤，后再插入，此时开始缓慢地摩擦。如男方感到快要射精时，给女方以提示，女方下来后再进行捏挤，如果阴道内搁置持续达 4~5 分钟，则摩擦速度可以加快，并让其射精。当此方法射精控制得到改善时，就可改用在阴茎根部的挤捏术，这样就无需上上下下为进行捏挤而中断性交。

虽然此训练方法简单，但有以下几点需要注意：①阴茎挤捏施加压力的方向是前后向的，不是左右向的。②女方使用的是指腹，而不是用指甲捏夹或搔刮阴茎。③捏挤时应注意掌握力度，以男性不感觉疼痛为宜。挤捏力量应与勃起程度成正比，勃起越硬，所用压力越大，勃起不坚或松软者，用力要轻。④男方的注意力应集中在阴茎受刺激所产生的感觉上，而不要过分担心什么时候会射精。一旦射精也不应有任何不安和内疚，而应把注意力集中在高潮感受上。由女方承担抚摸刺激最有效，而如果由男方自己来做，效果则要差得多。

49 停-动疗法是怎样的？

停-动技术是由 Helen Singer Kaplan（世界著名性学家，是现代性治疗的开创者之一）最先提出的，主要是通过对阴茎地不断刺激，降低其敏感性，达到提高射精阈值的目的。具体方法如下。

男方仰卧，把注意力完全集中到体验由女方刺激阴茎而出现的感觉上。女方坐在男方旁边或两腿之间，用手慢慢地抚摸阴茎使其勃起，男方表示即将达到射精高潮时，即停止抚摸，让情欲消退。几分钟后，女方再继续抚摸阴茎，使男方再次兴奋。如此反复进行，使患者能逐渐耐受大量刺激而又不射精。间歇的次数逐渐减少，最后不需要中途休息，也能够经受长时间的连续刺激而不会过早射精。

这种训练也可以由男方自己手淫来进行，体验刺激的强弱和方式，也可以在性交时进行类似的训练，如降低阴茎抽动的幅度、速度或暂停抽动，降低性兴奋，阴茎将要疲软时再抽动。如此反复进行，即可延长性交时间，待女方达到性高潮再射精。

在此基础上，上海仁济医院提出一种“停-动2步训练法”，该法由2组动作组成。首先，阴茎勃起后，翻开包皮露出整个龟头，涂抹适量阴道润滑剂。用右手示指由冠状沟向尿道口螺旋上升刺激龟头，出现射精感觉后，即刻停止刺激，周而复始约10分钟。第2组动作由右手拇指与示指扣成环状，向下由尿道口向冠状沟方向挤压摩擦龟头，挤压力量由小到大、摩擦速度由慢到快，出现射精感觉后同前，约10分钟后增加刺激力度，最后射精。每周训练2~4次，最初可由男方本人连续进行2~4周，之后可由女方进行训练，男方出现射精感觉后，即告知女方停止刺激，训练频率和周期同前一阶段。

50 局部用药能治疗早泄吗?

如今，网络上、媒体上关于早泄的各种药物广告层出不穷，特别是局部外用药更宣称“早泄克星”“一用包好”“一喷就灵”，有这么神奇吗?

其实，不管广告宣传的多么诱人，不管它是喷雾剂还是软膏，生殖器局部外用药物主要就是局部麻醉药，比如宣传地神乎其神的SS霜，是由9种中草药制成的用于治疗早泄的一种外用软膏，有局部麻醉的作用。使用局部外用药时，要在性交前，将其涂抹或喷在阴茎头、冠状沟、系带等敏感部位，通过局部麻醉的作用减少性刺激的输入，降低阴茎头敏感性，可以延长射精时间。一般认为用局麻药后5~20分钟，药物可渗入龟头，短时间即可显效。

需要注意的是，运用局部麻醉药后，如果不用避孕套，性交前最好洗净阴茎上的残留药物，否则残余物可导致女方阴道麻木，降低性快感。如患者或性伴侣对局麻药物过敏，则禁忌采用该治疗方法。

虽然局部使用麻醉剂有一定的效果，但缺乏正规的临床实验结果证实。有些朋友使用时为了追求最大效果，常常是用药浓度过高，造成相当一部分人阴茎麻木，引起性快感缺乏和勃起功能障碍，更有甚者可导致患者射精延迟和不射精。同时，局部用药治疗还可能导致药物中毒，或因为药物作用的时间过短而失败。因此，大家使用这类药物时最好在医生指导下进行。

51 治疗早泄的常用口服药物有哪些？

由于行为疗法需要女方的长期配合和专业医生的指导，所以大部分患者因为不能坚持而使这种治疗的远期疗效并不理想。局部用药又往往会导致患者对性刺激不敏感，而且很多人不愿意每次同房前用药。“快枪手们”希望能够找到更方便和安全的治疗早泄的方法，这样，口服药物治疗早泄便成为首选。

目前最常用的治疗早泄药物是抗抑郁药。对，你没看错，就是抗抑郁药。这是为什么呢？因为这些药可以增加大脑里一种叫“5-羟色胺”的神经递质的含量，而5-羟色胺可以增强大脑的控制射精能力。这一发现的起因是，在用药物治疗抑郁症时，有病患报告他们出现了射精延迟的副作用。男科专家们认为这类药有治疗早泄的潜力，所以对这一副作用产生了浓厚的兴趣，将其用于早泄的治疗，取得了比较理想的效果。现在这类药就成为治疗早泄的首选。

近年来广泛使用的抗抑郁药是选择性5-羟色胺再摄取抑制剂（SS-

RIs)，因为它们的副作用小、安全性高，深受医生和患者的青睐。常用的药物有帕罗西汀、舍曲林和氟西汀等，它们需要每日服用，长期用药的好处在于患者能更自由地选择性交时间，相关的文献发现 81% 的患者害怕临时服药对性生活的自然状况有干扰，因而喜欢长期用药。用药后一般几天内即可起效，出现射精延迟，1~2 周后疗效会更为明显，1~2 个月达到最强效果，长期给药疗效可维持数年，但少数病例在治疗 6~12 个月后可出现效果减弱，也就是出现药物耐受性。由于经济原因和药物不良反应方面的原因，按需治疗（同房时才吃药）仍吸引着部分患者，这时可以口服新药“达泊西汀”，它是目前唯一获批治疗早泄的药物，是一种快速、有效的 5-羟色胺再摄取抑制剂，可在需要时口服，该药吸收迅速，亦可快速清除、避免蓄积。

虽然 5-羟色胺再摄取抑制剂常常是有效的，但并非总是有效。由于抗抑郁药主要作用于大脑，往往影响多个神经递质系统，因此也具有各种各样的药物副作用。常见的不良反应包括眩晕、头痛、疲乏、嗜睡、打哈欠、恶心、呕吐、口干、轻度鼻塞、腹泻和出汗，通常为轻度反应，可在 2~3 周后逐渐缓解。另外，还有患者报告性欲减退、性快感缺失、不射精症和勃起功能障碍等。需要注意的是，长期服药的朋友不要突然停药，以防止发生“撤药综合征”（表现为震颤样症状、恶心、头晕等）。另外，对 18 岁以下的男性或有抑郁症并伴有自杀倾向的患者，不应服用 5-羟色胺再摄取抑制剂治疗。

临床上发现，5 型磷酸二酯酶抑制剂（也就是前面提到的“伟哥”类药物）可以延长早泄患者的射精时间，不过还没有可信的证据表明这类药物能直接改善控制射精的能力。目前，5 型磷酸二酯酶抑制剂治疗早泄的作用机制尚不明确，多数医生认为它通过改善勃起功能，减少患者紧张、焦虑等不良情绪，来改善射精控制感和总体性满意度；同时，它可以使勃起的性刺激阈值下降至较低水平，增加了与射精阈值之间的距离，这样要想达到射精阈值就需要更高的刺激水平。

α 受体阻滞剂（如多沙唑嗪、特拉唑嗪、阿夫唑嗪、坦洛新等）可以通过抑制会阴部射精肌群的收缩来抑制射精反射的最后射出，理论上可用来治疗早泄。但是由于它并没有真正提高患者的阴茎感觉阈值，而且可能会导致患者的射精无力和性快感缺失，目前在临床上的应用并不广泛。

曲马多是一种中枢性镇痛药，也具有改善早泄的作用。不过，需开展更多研究以全面评价其疗效。

总之，目前治疗早泄以长期口服 5-羟色胺再摄取抑制剂疗效最佳，也是治疗的首选。在某些情况下，5 型磷酸二酯酶抑制剂、α 受体阻滞剂和曲马多的合理应用，亦可显示出一定的疗效。

52 饮酒是控制早泄的好办法吗？

男性射精活动是由交感神经兴奋引起的，酒和含酒精的饮料一般能起到减弱和抑制神经的作用，能解除或缓解压抑和紧张感，而人的情绪变化影响神经活动，进而也影响到人体的射精活动。有不少人发现饮酒后可延长同房时间，所以认为通过饮酒可以达到延长射精的目的。但是，这并不是好办法。

首先，只有含有少量酒精的饮料或低度酒才有效，而且掌握饮酒“尺度”至关重要，饮用过量会严重影响阴茎勃起，反而会使性功能恶化。再者，长期借助饮酒来治疗早泄，会造成人体对酒精的依赖，时间久了会养成嗜酒的恶习，给婚姻和家庭造成严重的损害。因此，有了早泄问题要到医院就诊，而不是想当然的采用这种方法。

53 手术治疗早泄可行吗？

“大夫，我早泄，能做手术吗？”经常有患者在门诊提出这样的问题。那么，手术治疗早泄可行吗？

如果各种保守治疗均无效，部分早泄患者可以尝试手术。常用的手术方法有选择性阴茎背神经切断术和阴茎假体植入术。虽然手术治疗早泄有一定的效果，但是手术属于创伤性操作，其安全性和远期有效性仍然不确定，所以医生和患者在选择手术治疗前，一定要谨慎。

选择性阴茎背神经切断术是在阴茎上开刀，分离显露出阴茎背神经后，保留主干，切除若干分支，从而降低阴茎敏感度，提高射精阈值，延长射精时间。有报道称，阴茎背神经选择性切断的近期有效率为80%以上。这个手术在国外20年前就有报道，但问题是，现在国内的很多民营医院以此为噱头招揽患者，称其为“早泄的克星”，宣称“15分钟解决早泄烦恼”，只要有早泄症状，不管三七二十一上来就给开刀。实际上，阴茎背神经切断术并非如此神奇。首先，这一手术只适用于已婚的原发性早泄患者，而且患者必须已经接受过长期的药物与心理、行为治疗，且疗效甚微，这时才考虑切断阴茎上的几根神经，来达到降低敏感度的目的。对于通过药物可以改善射精时间的患者或继发性早泄患者，不考虑手术。同时，手术前还需要针对阴茎进行专业的测定，然后在获取客观数据后进行综合判断。更重要的是，该手术的具体方式还存在争议，手术具有一定的风险，包括术后远期效果欠佳、心理障碍、阴茎头麻木、可能影响勃起功能，有些人手术后甚至无法勃起。现在，这个手术具体如何做还处于争论期，远未到可以推广的阶段。因此，即使患者的情况符合手术条件，医生在决定进行手术时也应该极为谨慎。

阴茎假体植入术理论上并不能延长早泄患者的射精潜伏期，主要是用于勃起功能障碍伴有早泄的患者，在手术后50%的患者报告早泄有所好转（其可能与患者心理因素有关），50%的患者早泄没有什么改变。但术后由于患者在射精后仍可以维持阴茎的勃起，因此阴茎假体植入术对提高配偶的性生活满足度显然是有所帮助的。但阴茎假体价格较昂贵，且假体有一定的使用期限和并发症，这限制了假体手术的应用。

有人认为包皮环切术是治疗早泄的有效方法之一，其机制可能是手术破坏了部分性感受器，减少了性刺激信号的输入量，延缓了射精潜伏期，但目前缺乏对其疗效和安全性的证据。

总之，手术治疗早泄还没有得到医学界的广泛认可，建议您先别着急手术，还是等一等为好。

54 有哪些方法能延长射精时间？

有一些朋友咨询："我不早泄，但想延长射精时间，有没有办法能调整呢？"首先一点，双方要认识到性生活是彼此的共同需要，加强双方思想和感情的交流，消除隔阂与误会，要相互体贴。男性要摆正心态，避免过于激动，消除紧张心理和一切焦虑因素。在此基础上，下面几种方法能使您的射精时间得到一定的调整。

（1）提高性生活技巧：充分前戏，使女方先进入兴奋期；调整体位，以女上位或侧位性交为好；男方阴茎插入阴道后，降低抽动的幅度和速度，以此延长射精时间；在出现射精感觉时，分散对性刺激的注意力，将对阴茎的感觉转移到思考其他问题，将有助于延缓射精。

（2）多次射精法：对于年轻朋友，可以通过增加射精次数来延长性生活时间，也就是先采取手淫的方法射精后再进行性生活，这样第二次射精出现的时间可明显延缓，性生活时就不会很快射精。或者增加每晚性生活的次数也有异曲同工的效果。不过，这种方法不适用于性功能低下的男性和呈衰退趋势的中老年者。如果感觉疲劳，您也可改在清晨睡醒后或睡一觉后再性交，此时精力充沛，能达到延长射精时间的效果。

（3）局部降温法：同房前先用冷水浸泡睾丸，或用湿冷的毛巾包绕整个阴茎和阴囊，这样可以使睾丸温度降低，血流减慢，消除紧张感。男方就能从容地行房，可延长射精时间。

（4）使用避孕套：避孕套罩住阴茎头，使其接受到的刺激不是很强烈，从而达到延缓射精的目的。如果使用一个套套效果不满意，还可以再增加一个。

最后需要朋友们记住的是，性生活的时间并没有统一的标准，也不是越长越好，不要以攀比的心理刻意追求时间的长短，只要双方感到满足就是你的成功。

55 中医是如何认识早泄的？

中医把早泄定义为“未交即泄，或乍交即泄”，认为早泄的发生与多种因素有关，与心、肝、肾和阳明经关系密切。

中医认为：性生活过度、先天不足，使肾虚而不能藏精，精液排泄失控而发生早泄；劳倦伤神或用脑过度，损伤心脾，气血产生和运行不足，气血亏虚引起早泄；嗜酒、过食肥甘，酿生湿热，或外感湿热，肝经湿热下注，内扰精室，肾失封藏而产生早泄；忧郁恼怒可致肝火妄动，最易下扰储精之所而引致早泄；因抑郁伤肝，致肝疏泄异常，不能控制封藏而产生早泄；恐惧伤肾，精关不固而早泄。简单说，早泄多由肝气郁结、肝胆湿热、心脾两虚、心肾不交、阴虚火旺所致。

由于早泄的病因多样，病机复杂，因此辨证分型繁多。比如有人将其分为肾气不固、阴虚阳亢、心脾两虚、心肾不交、肝气郁结、肝胆湿热等类型。也有医家将其分为心肾失调、相火妄动型；精虚火旺、心肾不交、精关不固型；脾虚失固、神亏气耗型；肝火妄动、精关不固型；瘀血阻滞、化热生火型；肾气亏虚、命门火衰型等。

治疗方面，除根据辨证分型予以口服中药外，还有以下几种方法。

（1）针刺疗法：可选取心俞、中极、胃俞、脾俞、肾俞、中髎、次髎和上脘、关元、足三里、太溪、委中、三阴交、然谷，2 组穴位隔日交替针刺，每 10 次为 1 疗程。

（2）埋线法：选取中极、次髎、关元、长强、命门等穴，将医用羊肠线刺入上述穴位留置。于埋线后第 2 天，以手指捏住系带，持续搓捻系带和皮下羊肠线，每组操作 10 次，每日 2 组，每 3 周为 1 疗程。

（3）艾灸疗法：选取肾俞、长强、会阴等穴位，用点燃的艾条距离皮肤 2 厘米左右，以发热但不痛为度，每穴艾灸 15 分钟。

（4）推拿按摩法：选取委中、肾俞、太溪、气海、中极等穴，运用常规推拿手法，如点法、拿法、摩法、揉法、推法等，操作约 30 分钟。

（5）中药药液擦涂法：在行房事前半小时内，由患者本人用棉棒蘸中药药液，擦涂于阴茎处，每日 1 次，4 周为 1 疗程。

心俞：在背部，当第5胸椎棘突下，旁开1.5寸。可宽胸理气，通络安神。

胃俞：在背部，当第12胸椎棘突下，旁开1.5寸。可和胃健脾，理中降逆。

脾俞：在背部，当第11胸椎棘突下，旁开1.5寸。有健脾和胃，利湿升清之效。

肾俞：在腰部，当第2腰椎棘突下，旁开1.5寸。可益肾助阳，强腰利水。

上脘：在上腹部，前正中线上，当脐中上5寸。有和胃降逆、化痰宁神之效。

足三里：在外膝眼下3寸，距胫骨前嵴1横指，当胫骨前肌上（由外膝眼向下量4横指，在腓骨与胫骨之间，由胫骨旁量1横指）。本穴应用广泛，为全身强壮要穴，可健脾和胃，扶正培元，通经活络，升降气机。

太溪：在足内侧，内踝后方，当内踝尖与跟腱之间的凹陷处。有滋阴益肾，壮阳强腰之效。

委中：在腘横纹中点，当股二头肌腱与半腱肌肌腱的中间。可舒筋活络，泄热清暑，凉血解毒。

然谷：在足内侧缘，足舟骨粗隆下方，赤白肉际。有益气固肾，清热利湿之效。

次髎：在骶部，当髂后上棘内下方，适对第二骶后孔处。可补益下焦，强腰利湿。

长强：在尾骨端下，当尾骨端与肛门连线的中点处。可解痉止痛，调畅通淋。

命门：在腰部，当后正中线上，第二腰椎棘突下凹陷中。可补肾壮阳。

三阴交：在小腿内侧，当足内踝尖上3寸，胫骨内侧缘后方。可健脾胃，益肝肾，调经带。

会阴：在会阴部，男性当阴囊根部与肛门连线的中点，女性当大阴唇后联合与肛门连线的中点。有醒神镇惊、通调二阴之效。

56 治疗早泄的食疗方法有哪些？

随着生活水平的提高，人们在饮食方面越来越重视，对于养生食物更是非常关注。那么早泄吃什么好呢？

对于早泄患者，在饮食上应多采用温肾助阳法，平时可多食动物肾（腰子）、狗肉、羊肉、鹿肉、麻雀、黄鳝、泥鳅、虾、公鸡、核桃仁、黑豆等，还可配合食用一些固精类食物，如芡实、莲子、山药、五味子、金樱子、覆盆子等。但如果患者有阴虚火旺征象，则切不可多食上述温补助阳的食物，而应以清淡适口、富有营养之食物为宜，如蔬菜、水果、蛋乳类、水产品等。以下介绍几种家常食谱。

（1）枸杞炖羊肉：羊腿肉1000克，枸杞子20克，清汤2000毫升，葱、姜、盐、料酒、花生油各适量。先用开水将羊肉煮透，再用冷水洗净、切块，姜片煸炒，料酒炝锅炒透，再放入砂锅与余料小火炖烂。

食此羊肉，可补肾益精，主治早泄、阳痿等症。

（2）酒煮虾：当归 25 克，大枣 20 枚，鲜虾 500 克，鸡肉 500 克，北菇 50 克，玫瑰露酒适量。把当归、北菇、大枣、鸡肉块洗净，制成汤汁，浇玫瑰露酒，置火锅内烧开，将虾放进汤内涮熟即可食用。饮汤，吃虾肉，可补血壮阳，治疗早泄。

（3）知母龙骨炖鸡：知母、龙骨、雏鸡（不要公鸡）1 只，文火炖至熟烂。知母苦甘寒，既可滋肾阴又能泻相火；龙骨敛阴涩精；鸡肉甘温，起到补精作用，且能避免知母之苦寒太过，二者扬长补短，相互为用。具有滋阴降火之效。

（4）炖猪腰：猪腰子 1 对，剖开去臊腺，将胡桃肉 10 克，山萸肉 9 克（或三仲 10 克），补骨脂 8 克纳入其内扎好，煮熟食用。

（5）虫草炖甲鱼：甲鱼 1000 克，冬虫夏草 10 克，大枣 20 克，鸡清汤 1000 毫升，盐、料酒、味精、葱、姜、蒜各适量。宰杀甲鱼后切成 4 大块，放入锅中煮沸，捞出，洗净。虫草洗净，大枣用开水泡发。将甲鱼放入汤碗中，再放上虫草、大枣，加料酒、盐、葱、姜、蒜和鸡清汤，上蒸笼蒸熟。佐餐食用。本法可益气滋阴、补气固精，治疗阳痿、早泄、遗精。

与之类似的有虫草炖黄雀：冬虫夏草 6 克，黄雀 12 只，生姜适量。将黄雀去毛和内脏，洗净、切块。把黄雀、冬虫夏草、生姜放入瓦锅中，加水适量，小火炖至黄雀肉熟烂，取药和肉一起食用。本法可补肾兴阳、填精益髓，可治疗阳痿、早泄及性功能低下。

（6）芡实粥：生芡实和麦麸各适量，炒成黄色，每次取 20 克。另选粳米或糯米 30 克，置砂锅内加水 500 毫升，用文火煎至微滚或沸腾，以粥汤稠而表面见粥油为度。每日早晚空腹各服 1 次，趁温热时饮用。本粥可治肾气虚弱、脾虚久泻之精关不固，早泄、遗精等病证。但在患者患感冒或发热期间宜停用。对有二便不畅、痰多、胸腹满者也不宜服食。

（7）金樱子粥：金樱子 15 克，加水 200 毫升，煎至 100 毫升，去渣取汁，入粳米或糯米 100 克，再加水 600 毫升，煮成稀粥。每日早、晚温热服食，5~7 天为 1 疗程。本粥适用于肾气不固、遗精、遗尿、白浊等病症，尤适于治早泄。但感冒或发热患者不宜食用。

（8）韭菜籽粥：先将韭菜籽文火炒熟，每次取韭菜籽 10 克，粳米 50 克，细盐适量，同入砂锅内加水 500 毫升，文火煮至米熟粥稠即可。每日 2 次，温热食之。本粥有温肾助阳、温补命门之功效，对肾阳不足的早泄、遗精、阳痿、精冷、遗尿、白浊等症有效。但阴虚火旺及平素阳亢者忌服用。

（9）莲肉粥：莲子磨细末，每次取 15 克，加入糯米 30 克，红糖适量。同入砂锅内煎煮，煮沸后改用文火，煮至黏稠为度。莲子可益肾固精、健脾止泻，故治早泄、遗精、便溏有效。但中脘痞胀及大便燥结者忌服。凡外感前后、疟、疽、疳、痔、气郁痞胀、溺赤便秘及食不运化者忌用。

（10）莲肉红枣扁豆粥：莲子、红枣、怀山药、白扁豆、芡实、大米，以上各味共同入锅，猛火煮沸后文火煮至黏稠成粥。有养心健脾、固肾涩精之功效。适用于心脾两虚型早泄。

（11）萸肉粥：取洗净山萸肉 15 克，糯米 50 克，红糖适量，同入砂锅，加水 450 毫升。文火煮至微滚或沸腾，米熟粥稠，表面有粥油为度。每日晨起空腹温热顿服 1 次，10 天为 1 疗程。本粥能补益肝肾、收敛固精，主治肝肾阴亏之早泄、遗精、尿频、遗尿等。但痰湿重、小便不利的患者忌服。

（12）核桃仁粥：核桃肉 50 克捣烂，粳米 50 克加水如常法煮粥。粥熟后把核桃肉加入，调匀，略煮沸，浮起粥油时即可食用。可于早、晚各温服 1 次。本粥能壮腰补肾，治下焦虚寒之早泄、遗精、遗尿、尿频等症。有泄泻、便溏的患者不宜服用。

（13）龙骨粥：煅龙骨 30 克捣碎，入砂锅内加水 200 毫升，煎 1 小时，澄清、去渣，取汁，入糯米100克，再加水600毫升，红糖适量。煮成半稠粥，早晚空腹温热食之。5天为1疗程。本粥能收敛固脱，可治早泄、遗精、盗汗、自汗、崩漏等病症。

（14）锁阳酒：将锁阳30克浸泡在500毫升的38度白酒中，7天后弃渣饮用。每天2次，每次10毫升。本酒益精壮阳、养血强筋，适用于肾精不足引起的阳痿、遗精、早泄、腰膝无力者。

（15）熟地巴戟酒：熟地黄、巴戟天、枸杞、白菊花各30克，川椒15克，用38度白酒1500毫升浸泡，5日后去渣饮用。每日早、晚饭后饮10~15毫升。本方有滋阴补肾、阴中求阳之效，适用于肝肾不足引起的阳痿、早泄、视物昏花者。

（16）海狗肾酒：海狗肾捣烂，与糯米、酒曲酿酒，每日饮2次，每次2汤匙；或海狗肾1具（切片），人参15克，淮山药50克，共放入1公斤米酒或白酒内浸泡1个月后饮用，每日2次，每次2汤匙。

朋友们可以根据自己情况酌情选用上述方法。但目前对于早泄一症，无论是中医还是西医，疗效都不十分理想。因此，想仅靠食疗治愈早泄，更是难上加难。

57 按摩对早泄有用吗？

按摩对部分早泄患者有辅助作用。按摩的基本方法如下。

（1）腹部按摩：仰卧位，先用掌根揉神阙穴，以脐下有温热感为度。再用掌摩法按摩小腹部，时间约为5分钟。然后用拇指按揉气海、关元、中极穴各1~2分钟。

（2）腰骶部按摩：坐位，先用两手掌同时按揉两侧腰骶部，时间约为 5 分钟。再用两拇指按揉肾俞、命门穴，各 1~2 分钟。然后用右手掌横擦肾俞、命门、八髎穴部位，以透热为度。

（3）四肢按摩：坐位，先用右拇指按揉左侧合谷穴 1 分钟，后用左拇指按揉右侧合谷穴 1 分钟。再用拇指按揉两侧三阴交、太溪穴各 1~2 分钟。然后用手掌按揉两侧大腿、小腿的内侧，时间约为 5 分钟。如果虚烦不眠、阳事易举、腰膝酸软、五心烦热、潮热盗汗，则加用：①拇指按揉内关、神门、曲池、曲泽，每穴约 1 分钟。②右手掌擦左涌泉穴，左手掌擦右涌泉穴，均以透热为度。如果胆怯心悸、性欲淡漠、恐惧不安、一交即泄，则加用手指按揉百会、四神聪、神门、心俞、胆俞、大陵、丘墟，每穴约 1 分钟。如果精神抑郁、头晕目眩、口苦咽干，则加用手指按揉内关、太冲，每穴约 1 分钟。如果心悸健忘、失眠多梦、面色萎黄、倦怠乏力、食少便溏，可加用：①手指按揉心俞、脾俞、胃俞、内关、足三里，每穴约 1 分钟。②手指擦背部膀胱经，以透热为度。

按摩时宜衣着宽松，全身放松，思想集中，排除杂念，呼吸自然，不用屏气。长期坚持可以起到保健的作用。

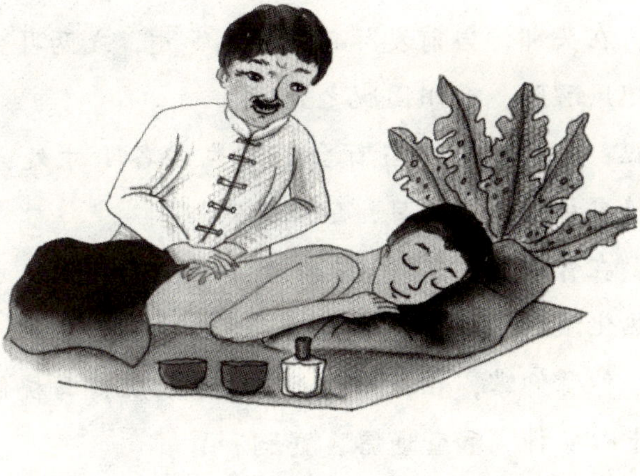

八髎：为上髎、次髎、中髎、下髎的合称，位于一、二、三、四骶后孔中，左右共八穴，故名八髎。

合谷：在手背，第1、2掌骨间，当第2掌骨桡侧的中点处。可镇静止痛，通经活络，清热解表。

内关：在前臂掌侧，当曲泽与大陵的连线上，在腕横纹上2寸，掌长肌腱与桡侧腕屈肌腱之间。可宁心安神，和胃降逆，理气镇痛。

神门：在腕部，腕掌侧横纹尺侧端，尺侧腕屈肌腱的桡侧凹陷处。可益心安神，通经活络。

曲池：屈肘成直角，在肘弯横纹尽头处，当尺泽与肱骨外上髁连线中点。可清热和营，降逆活络。

曲泽：仰掌，微屈肘，在肘横纹上，肱二头肌腱的尺侧缘。可清暑泄热，和胃降逆，清热解毒。

涌泉：在足心前三分之一的凹陷处，当足底2、3趾趾缝纹头端与足跟连线的前三分之一与后三分之二交点上。可以苏厥开窍，滋阴益肾，平肝熄风。

百会：在头部，当前发际正中直上5寸，或两耳尖连线的中点处。有熄风醒脑、升阳固脱之效。

四神聪：在头顶部，当百会前后左右各1寸处，共4个穴位。可镇静安神，清头明目，醒脑开窍。

胆俞：在背部，当第10胸椎棘突下，旁开1.5寸。可疏肝利胆，清热化湿。

大陵：伸臂仰掌，在腕横纹正中，掌长肌腱与桡侧腕屈肌腱之间。可宁心安神，和营通络，宽胸和胃。

丘墟：正坐垂足着地或侧卧位，在外踝前下方，当趾长伸肌腱的外侧凹陷处。可以健脾利湿，泄热退黄，舒筋活络。

太冲：于足背第一、二跖骨之间，跖骨底结合部前方凹陷处，当拇长伸肌腱外缘处。可平肝泄热，舒肝养血，清利下焦。

中髎：在骶部，当次髎下内方，适对第三骶后孔处。可疏导水液，健脾除湿。

下髎：在骶部，当中髎下内方，适对第四骶后孔处。可补益下焦，强腰利湿。

上髎：在骶部，当髂后上棘与后正中线之间，适对第一骶后孔处。有调理下焦，通经活络之效。

第四章　前列腺炎

“得了前列腺炎得赶紧治，不然会阳痿、早泄、不育，时间长了还可能变成前列腺癌，人就完了。我们这儿采用最先进的××技术，保证治好……”“前列腺炎别发愁，到××找××……”这铺天盖地的广告宣传，您听起来是不是耳熟？

在当今中国，“前列腺”已经成为一个热词，不时在流行的段子中成为调侃的对象，经典之一是“大会不发言，小会不发言，就是前列腺发炎”。台湾的李敖在做完前列腺手术后自嘲说，“我的人生和我的前列腺开刀有很大的关系，它把我整个的方向都影响了。为什么我以前不搞政治，因为女人都搞不完，还搞什么政治？现在不能搞女人了，才回头来搞政治。”在各种媒体和各色“专家”的共同努力下，前列腺俨然成了“全民关注”的对象，甚至有学者把它提高到理论高度，认为“中国社会对前列腺疾病的解构方式是通过窥视和揶揄的形式，刚好宣泄出这个社会无处不在的玩世不恭、虚无主义、消费主义和男性中心主义情绪。作为一个功能暧昧的器官，前列腺对于中国具有独特的隐喻意义”。

可是，您真的知道前列腺炎是怎么回事吗？那么，前列腺长在哪儿呢？

58 前列腺是咋回事？

前列腺是男性独有的附属性腺。正常前列腺位于人体下腹部，看起来像个栗子：上端宽大，与膀胱相接，有尿道穿入；尖朝下，抵尿生殖膈，二者之间为前列腺体。前列腺（底部）的大小大约是横径4厘米，纵径3厘米，前后径2厘米。因为前列腺的中间有尿道和射精管穿过，所以前列腺有问题的时候，排尿首先受影响，射精也可能出现异常。前列腺毗邻直肠，而且二者之间有小静脉相连，可以把直肠的血液运输到前列腺。

相比身体其他器官，前列腺有许多特别之处，归纳起来主要有4点。第一，个头小，正常前列腺也就20克左右；第二，位置深，前列腺隐藏在男性盆腔深处，得了病不容易早期发现；第三，小小的器官里却有两条重要管道从其中通过，即尿道和一对射精管，这种特殊的解剖关系决定了前列腺与排尿和射精关系极为密切；第四，患病率高得惊人，男性在各个年龄段都可能出现前列腺疾病，青年人以慢性前列腺炎为主，而中老年人前列腺增生的患病率很高，占门诊患者总数的1/3以上，有统计认为50岁以上的男性有70%会遭遇前列腺问题。此外，现在中国还有特殊一点，那就是关于前列腺的误解满天飞，即使是一些临床医生对它的认识也是错误和肤浅的（因为前列腺在医学院的教学中经常是一带而过）。

前列腺的主要功能之一是分泌前列腺液，这种分泌物是精液的组成成分，约占精液总量的1/3，对精子发挥正常功能具有重要作用。其次，由于前列腺包绕尿道，因此其具有控尿功能。再次，性高潮时，前列腺及周围肌肉收缩，可将精浆经射精管排入后尿道，进而射出体外。最后，前列腺还被认为是一个性敏感部位，对前列腺进行适当刺激时可以引起性兴奋。

因此，前列腺在男性生殖活动中起着十分重要的作用。它如果出现问题，会出现相应的临床表现。

59 什么是前列腺炎？

“什么是前列腺炎，请你先回答一下这个问题。”“从名称上来看，所谓前列腺炎就是前列腺发炎了，发炎嘛肯定是感染了，所以就得用消炎药，最好输液才好得快。”恭喜你，答错了，而且错得非常离谱。

前列腺炎其实是一组症状或者说是表现，是前列腺在病原体或非感染因素作用下，出现的以骨盆区域疼痛或不适、排尿异常等症状为特征的一组疾病。从病理角度来看，显微镜下前列腺组织内有炎细胞浸润，因此而得名。要注意的是，前列腺炎不等于感染，绝大多数前列腺炎与感染没有直接关系。因此，绝大多数前列腺炎不用抗炎治疗。

前列腺炎多发于20~50岁，可严重影响患者生活质量。其中，慢性前列腺炎在全世界男性中的患病率为9%~14%，我国发病率在20%左右。目前的研究没有确凿的依据证实前列腺炎能变成前列腺癌。

60 前列腺炎是怎么分类的？

以前，前列腺炎可分为急性和慢性两种，慢性前列腺炎又可以分为细菌性与非细菌性。1995年美国国立卫生研究院（NIH）提出新的NIH分类系统，该方法于1998年获国际前列腺炎协作组认可，并被广泛采用，目前已成为研究前列腺炎公认的主要临床分类标准。这个方法根据临床表现和实验室检查结果，把前列腺炎分为四型：Ⅰ型急性细菌性前列腺炎；Ⅱ型慢性细菌性前列腺炎；Ⅲ型慢性非细菌性前列腺炎/慢性骨盆疼痛综合征（CP/CPPS）；Ⅳ型无症状性前列腺炎。其中，Ⅲ型约占前列腺炎的80%，又可细分为Ⅲa炎症性和Ⅲb非炎症性。细菌性前列腺炎仅占总数的5%左右。

前列腺炎的分类

类别	名称	描述
Ⅰ	急性细菌性前列腺炎	前列腺腺体急性感染
Ⅱ	慢性细菌性前列腺炎	反复尿路感染或前列腺腺体慢性感染
Ⅲ	慢性非细菌性前列腺炎/慢性骨盆疼痛综合征	盆底不适或疼痛/排尿异常或性功能改变但没有细菌感染的证据
Ⅲa	炎症性骨盆疼痛综合征	精液/EPS/VB_3中白细胞数目增多
Ⅲb	非炎症性骨盆疼痛综合征	精液/EPS/VB_3中白细胞数目不明显
Ⅳ	无症状性前列腺炎	精液/EPS/VB_3或活检中有炎症的证据但无症状

注：表中EPS指前列腺液，VB_3指前列腺按摩后的尿液。

不过，男科医生在临床中发现：美国国立卫生研究院的这个分类方法只是在前列腺的炎症性或疼痛性分类中是有意义的，还有超过一半的前列腺炎患者可以出现前列腺以外的其他区域的疼痛不适，例如阴囊、会阴以及腹股沟区，而该分类方法未能将盆底和下尿路作为一个功能整体进行考虑。现在认为，Ⅰ型和Ⅱ型前列腺炎（急、慢性细菌性前列腺炎）分别是一种独立的疾病，而Ⅲ型前列腺炎（慢性非细菌性前列腺炎/慢性骨盆疼痛综合征）是临床综合征，也就是可能包括多个疾病，只是目前还未能划分出来。所以，临床上需要更为适宜的分类方法。

61 前列腺炎是怎么引起的？

急性细菌性前列腺炎是由于致病微生物（包括细菌、衣原体、支原体、滴虫、病毒）侵入前列腺而引发的急性感染，诱因多为着凉、饮酒过度、感冒、疲劳、性生活频繁、内衣不卫生等。当其治疗不当或不彻底时可演变成慢性细菌性前列腺炎，前列腺结石和尿液反流可能是病原体持续存在和感染复发的重要原因。

慢性非细菌性前列腺炎/慢性骨盆疼痛综合征（CP/CPPS）的病因目前还不清楚，大家倾向于盆腔自主神经功能紊乱和膀胱逼尿肌、括约肌共济失调，同时合并有一系列复杂的病理机制的观点。可能的原因有：①尿道菌群失调引发前列腺隐匿性细菌感染，或存在纳米菌感染；②免疫反应异常，引起免疫炎性反应；③部分人群尿道压力过高，尿液中的尿酸等刺激性物质反流进入前列腺而发病；④氧化应激造成损伤；⑤内分泌（下丘脑-垂体-肾上腺轴）功能异常；⑥神经系统致敏，引起膀胱尿道功能紊乱，并导致会阴、盆底肌肉异常收缩，在前列腺以外的相应区域出现牵涉痛；⑦慢性盆腔充血；⑧焦虑、抑郁、恐惧、悲观、紧张等负面情绪，往往会促进病情的发展。现在人们已认识到任何单一的机制都无法说明慢性非细菌性前列腺炎/慢性骨盆疼痛综合征的全部病理生理过程，多数病例是多种致病因素混合作用的结果。

有人推测慢性前列腺炎可能的发病机制为：尿路感染、免疫应激和焦虑、抑郁等因素诱发盆底神经-肌肉功能紊乱，出现尿道高张力，进而引起尿液（有菌或无菌）反流入前列腺导致前列腺的化学性炎症，或不经尿液反流-化学性炎症途径而直接引起前列腺炎性症状。由于治疗不当等原因，以上症状迁延不断，患者身心深受困扰，以至诱发或加重自主神经功能失调，进一步加重盆底神经-肌肉功能紊乱，临床症状随之更加明显，如此反复，以至最终在中枢神经的参与下形成神经-肌肉闭合环路（恶性循环），使疾病迁延反复，难以治愈。

无症状性前列腺炎可能与Ⅲ型前列腺炎的部分病因与发病机制相同。

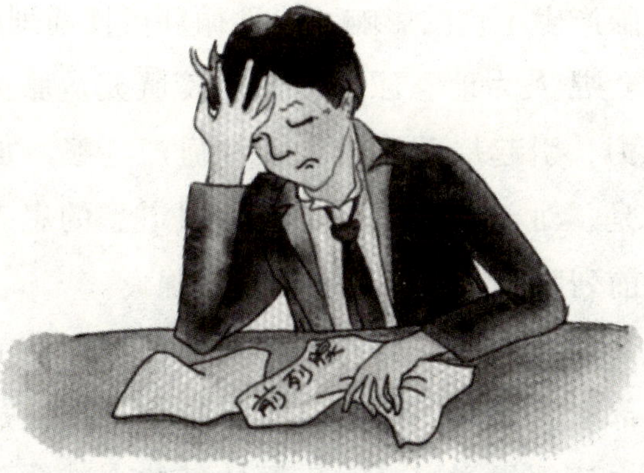

62 前列腺炎有哪些诱发因素？

慢性前列腺炎容易反复，很大程度上是因为有一些诱发因素，而很多患者并未充分注意到或者不以为然。常见的诱因有以下几方面。

（1）饮水少：有些朋友因为个人习惯或者工作的影响，不能保证及时、足够的饮水，会使身体处于轻度脱水状态，尿液浓缩，易患尿道炎、膀胱炎，从而诱发前列腺炎。另外，饮水不足者经常伴随便秘症状，这也不利于前列腺的健康。

（2）吸烟：吸烟者前列腺疾病的患病率比不吸烟者高 1~2 倍。这是因为烟草中含有的有害化合物超过 1000 种，会对前列腺造成伤害。吸烟越多前列腺受危害越大。

（3）饮食不节：如果经常食用辛辣、酸性食物和饮酒，会因血管扩张引起前列腺充血。长期酗酒者的前列腺不断受到酒精的刺激，可加重充血，引发炎症或加重原有病情的发展。

（4）受凉：前列腺有丰富的肾上腺能受体，当它受凉时极易引起交感神经兴奋，导致腺体收缩，使尿道内压增加，影响排尿，而排尿困难又会对前列腺产生不良的影响，恶性循环可使前列腺发生病变。

（5）憋尿：经常人为地憋尿，可以使膀胱充盈胀大，膀胱压力增高，导致排尿无力，引起局部压力增大和血流不畅，加重前列腺炎的症状。更危险的是，对于已患膀胱炎或后尿道炎的患者，其尿液可经前列腺管逆流入前列腺组织中，最易致前列腺炎。

（6）挤压会阴部：久坐或经常骑自行车都可以使前列腺长时间受到挤压，导致局部血液循环不畅。长时间坐位工作使盆腔及前列腺部受挤压而充血，血流缓慢淤滞，对病原体抵抗力减弱，易诱发前列腺炎。在骑自行车时，车座与会阴产生摩擦，刺激尿道上段和前列腺等处，使阴部皮下组织慢性增生、发硬、肿大，甚至出现炎症反应，从而压迫尿道和前列腺，容易造成前列腺疾病和排尿困难。

（7）排精不当：短时间内多次性生活或自慰者，前列腺长时间或频繁反复处于充血状态，可能诱发急性前列腺炎。相反，因禁欲、夫妻分居而长期无法排精者，致前列腺分泌物大量囤积，时间长了导致前列腺过度扩张与充血，也可引发炎症，同时易并发精囊炎，精囊炎与前列腺炎又常互相诱发。此外，性生活中采取体外排精、性交中断等同样可使前列腺充血肿胀而加重炎症。

（8）疲劳：长时间工作、睡眠不足、体力透支等疲劳状态，使机体抗病能力减弱，也是前列腺炎的诱因之一。

63 前列腺炎有哪些临床表现？

急性前列腺炎经常突然发病，表现为寒战、发热、疲乏无力等全身中毒症状，同时出现会阴部（肛门和外生殖器之间）和耻骨上（小肚子）剧烈疼痛、尿路刺激症状（尿频、尿急、尿痛），排尿困难甚至尿不出来（急性尿潴留）。

慢性前列腺炎容易反复发作，症状复杂多样，常见症状可归纳为以下几点。

（1）尿路症状：尿频、尿急、尿痛、排尿等待、尿分叉、尿不尽等。晨起后可见尿道口有黏液或脓液分泌物。大便后尿道口“滴白”，严重时可出现血尿和排尿困难。

（2）疼痛：前列腺炎可引起疼痛，主要在阴茎部、会阴和肛门部，表现为胀痛或钝痛不适，下蹲或大便时加重。疼痛可放射到睾丸、阴囊、腹股沟、小腹、大腿、臀部、直肠等处。简单说，从肚脐到膝盖这个范围都可能疼痛，但是疼痛可以忍受。

（3）性功能异常：可主要表现为性欲减退、勃起欠佳、早泄，这些症状可与慢性前列腺炎同时发生。

（4）神经心理症状：表现为神经衰弱、精神抑郁、易疲劳、肠易激惹（腹痛和大便次数增多）等。

慢性前列腺炎患者可以出现上述一个或多个症状的组合。需要指出的是，慢性前列腺炎的症状与炎症轻重不成正比：有些患者的前列腺液中有大量的脓细胞，却无症状；而部分患者前列腺液检查无明显异常，但表现出来的症状却很重。

无症状性前列腺炎是在检查时发现，没有临床表现。

64 慢性前列腺炎怎么诊断？

是不是得了慢性前列腺炎，主要是根据您的症状进行诊断，也就是说有以上临床表现的话，就可以考虑该病，而体格检查（如前列腺指诊）和实验室检查（如前列腺液检查）只是作为参考。

您最好进行慢性前列腺炎症状评分（CPSI）和心理状况的评估。心理状况的评估需要到专业医生那儿，这里只列出慢性前列腺炎症状评分表（CPSI）。您可以自己打一下分，看看是否有慢性前列腺炎以及程度如何。

美国国立卫生研究院慢性前列腺炎症状评分（CPSI）

疼痛或不适症状评分：

①在上一周里，在下列部位是否感到疼痛和不适（1 是；0 否）？

a. 肛门与阴囊间 □1 □0

b. 睾丸 □1 □0

c. 阴茎头 □1 □0

d. 腰骶部、膀胱区 □1 □0

②上一周是否经历过以下症状（1 是；0 否）？

a. 排尿时疼痛或烧灼感 □1 □0

b. 射精时或其后感到疼痛或不适 □1 □0

③上一周，上述部位疼痛或不适的频度如何？

□0 从不 □1 偶尔 □2 有时 □3 经常 □4 多数时候 □5 总是

④您觉得用哪个数字来描述您的疼痛或不舒服最合适？

□0 □1 □2 □3 □4 □5 □6 □7 □8 □9 □10

（无疼→最痛）

排尿症状评分：

⑤上一周里排尿不净的感觉频度如何？

□0 从不 □1 少于 1/5 的次数 □2 少于 1/2 的次数 □3 大约半数 □4 半数以上 □5 几乎总有

⑥上一周中，排尿后不到 2 小时又有排尿的感觉的频率如何？

□0 从没有 □1 5 次中不到 1 次 □2 不足半数 □3 大约半数 □4 多于半数 □5 几乎总是

症状的影响和生活质量：

⑦上述症状是否影响您的日常生活？

□0 无影响 □1 仅有一点 □2 有一些 □3 很多

⑧你是否总在考虑着你的症状？

□0 没有 □1 仅有一点 □2 有些时候 □3 不时也在想

⑨如不治疗就这样过以后的生活，你怎么想？

□0 非常满意 □1 满意 □2 基本满意 □3 满意与不满意差不多各半 □4 基本上不满意 □5 不满意 □6 非常不满意

NIH-CPSI 得分计算：

症状严重程度（疼痛+排尿症状）：1+2+3+4+5+6=

轻度 0~9；中度 10~18；重度 18~31。

总体评分：1+2+3+4+5+6+7+8+9=

轻度 1~14；中度 15~29；重度 30~43。

65 前列腺指诊是怎么回事？

因为前列腺位置深，表面上看不见且摸不着，所以怀疑前列腺疾病时，医生可能需要对患者进行前列腺指诊，有时患者不太理解，个别还会产生恐惧感。其实，前列腺指诊为前列腺最简单的检查方法，不会造成损伤，痛苦极少，您不用过度紧张。

进行前列腺指诊时，一般不需要作特殊准备，最好在您排完大便后再做检查，以免干结的粪块影响检查结果。对于少数有长期便秘的患者，事先可适当服些泻药或灌肠。

检查的具体方法是：患者排便后，取膝胸卧位（双膝跪在检查床上，头低，胸部靠近检查床，臀部尽量抬高）或侧卧位。医生戴手套或指套，指端涂润滑油（多用凡士林或液体石蜡）。左手扶持患者左肩或臀部。用右手示指轻揉肛门，使患者适应，以免肛门括约肌骤然紧张，然后将手指徐徐插入肛门，进入约5厘米在直肠前壁处即可触及前列腺。用指腹感觉前列腺的大小、形状、硬度、有无结节、触痛、波动感以及正中沟的情况。如果需要进行前列腺按摩，就按一定的顺序轻柔按压前列腺，同时可以嘱患者作提肛动作，使前列腺液（EPS）排出尿道口。在尿道口将前列腺液收集到玻璃片上，送实验室检查。

前列腺指诊是检查前列腺疾病的重要手段，通过该检查，可以评估前列腺情况。急性前列腺炎者，前列腺肿胀、压痛、局部温度升高，表面光滑，如果饱满或有波动感则可能形成了脓肿；慢性前列腺炎者，前列腺饱满、增大、质软、轻度压痛，而病程长者，前列腺缩小、变硬、表面不完整，有小硬结；前列腺增生时，腺体可在长度和宽度上增大，表面光滑，边缘清楚，质地中等硬度而有弹性，中央沟变浅、消失或隆起；直肠指诊时如发现前列腺变硬，表面凸凹不平，有可疑硬结，要排除前列腺癌等。

另外，指诊时可同时检查直肠下端和肛门括约肌的收缩功能，临床上经常遇到在进行前列腺指诊时发现直肠癌的情况。

急性前列腺炎时禁忌按摩，最好不做前列腺指诊。因为此时前列腺组织充血、水肿明显，按摩后会使组织损伤，炎症扩散，同时可使细菌进入血液，引起败血症，使症状加重。必须指诊时，一定要手法轻柔。有生殖系统结核的患者不适宜作前列腺按摩，以防结核扩散。

66 前列腺液检查有什么意义？

取出的前列腺液要立即在显微镜下观察，以防止干涸。卵磷脂小体和白细胞是前列腺液检查中的两个主要指标。正常的前列腺液（EPS）中卵磷脂小体几乎布满视野，白细胞数<10个/高倍视野。如果白细胞≥10个/高倍视野和卵磷脂小体消失或减少（少于正常值的50%时）为异常。前列腺液检查对于前列腺炎的诊断有重要的参考价值，但不是唯一依据。虽然前列腺液中白细胞数量的多少尚有争议，但一般认为在Ⅱ型、Ⅲa型前列腺炎患者的前列腺液中白细胞数增加，而Ⅲb型则白细胞不增多。如果在前列腺液中观察到巨噬细胞的胞质内含有被吞噬的卵磷脂小体或细胞碎片等成分，则是前列腺炎的特有表现。

由于前列腺液经尿道排出，如果尿道存在感染，前列腺液会被污染从而影响检查结果。所以在做前列腺按摩前，必须先做尿常规检查，如果尿中已经发现白细胞，就不要再做前列腺液检查了。由于有些患者的前列腺分泌功能异常使得前列腺液分泌明显减少，或者其近期刚射过精，可能经过按摩无法获得前列腺液，这时可以马上排尿，将前列腺按摩后的尿液送检。按摩前后尿检结果作对比，如果发现按摩后尿中白细胞阳性，也可做出前列腺炎的诊断。再次强调，白细胞数量多少与症状严重程度不相关，并不是白细胞“++++”就比“++”严重。

当考虑前列腺有细菌、真菌和滴虫等病原体感染时，可在前列腺液中检测出这些病原体。另外，前列腺炎患者根据病情可能还需要做超声、尿流率、尿动力学、膀胱镜、CT 和 MRI 检查等，这些检查主要用于排除泌尿生殖系统以及盆腔脏器可能存在的其他疾病。其中，经直肠超声检查可见前列腺回声不均匀、钙化、结石、腺管扩张等，但不推荐单独用超声检查结果作为诊断依据。

67 慢性前列腺炎等同于阳痿、早泄吗？为什么有些慢性前列腺炎患者会出现勃起困难呢？

在很多医疗和药品广告上，常能看到类似的字眼：“患上前列腺炎，就会阳痿、早泄。”在“专科医院”不遗余力地宣传下，这俨然已经成了“金科玉律”，许多有阳痿、早泄的患者因此紧张万分，根据宣传单上的地址，去那里就诊。一到那里，则无一例外地被诊断为“慢性前列腺炎”，乖乖掏出钱来进行各式各样的治疗。看到这儿，您可能明白了，所谓“慢性前列腺炎等同于阳痿、早泄”其实是商家（注意不是医家）的一种营销手段，而且是非常成功的营销。

确实，慢性前列腺炎对男性健康的影响越来越受到大家的重视。在前列腺炎患者中，阳痿、早泄的发生率很高，但它们大多数只是在发生的时间上凑巧罢了，并不是由前列腺炎直接引起的。您已经知道，阴茎的勃起与解剖、神经系统、血管系统和内分泌系统等有关，而前列腺炎对上述各个系统没有直接的不良影响，所以不会直接导致男性勃起功能的损害。至于早泄，只有少部分继发性早泄者与前列腺炎有关。

那为什么有些慢性前列腺炎患者会出现勃起困难呢？这主要是由精神心理原因造成的。慢性前列腺炎者容易出现不同程度的焦虑、抑郁，而焦虑和抑郁是导致性功能障碍最常见的情绪问题。有研究发现，焦虑程度与前列腺炎的症状相关，文化程度越高，焦虑程度也越高，这可能是因为在目前中国社会中，文化程度越高，知识面相对越广泛，社会地位相对较高，此类患者在家庭稳定方面、事业方面、对子女影响及社会关系等方面顾虑颇多，也因为受到传统观念和社会地位等因素的影响，不愿意面对现实，更易产生焦虑心理；也可能与他们心中的痛苦得不到有效地宣泄，也不能得到他人的心理支持与帮助，使焦虑心理进一步加重，进而更容易影响性功能有关。还可能因其患前列腺炎后，误认为是性病，担心会传染给妻子或遗传给下一代，或者担心慢性前列腺炎不能治好等而产生的性压抑和性回避现象。

另外，慢性前列腺炎者如果存在射精疼痛或阴囊、睾丸坠痛，可能会在性交后加重，也会影响“性趣”。同时，少部分前列腺炎者可以出现早泄，再加上女方对性生活的满意度差，这一系列现象的出现都会使男性产生心理压力，影响性欲和勃起功能，进一步加剧担心和焦虑，造成恶性循环，渐渐出现对性生活的厌恶感和恐惧，终至影响性功能。

总之，患者性功能下降并不是前列腺自身疾病所引起，而是其他的器质性或心理性原因所造成。患有阳痿的朋友如果盲目地按前列腺炎来治疗，很容易造成不必要的损伤，结果不但阳痿没治好，反而可能导致前列腺炎加剧。

68 前列腺炎都影响生育吗？

经常有患者说："我结婚n年，妻子一直没怀孕，做精液检查发现有问题。医生让我检查前列腺液，说我有慢性前列腺炎，结果治了很长时间前列腺炎，女方也没怀上，我该怎么办？"其实，这种认为"前列腺炎都影响生育，治疗不育就是要治疗前列腺炎"的看法是非常错误的，完全是有意无意地误导。不错，从表面上看，前列腺液是精液的重要组成部分，前列腺与生育相关，而且长期的慢性炎症会使前列腺液成分发生变化，可能影响到精液质量。但引起不育的原因众多，慢性前列腺炎绝不是最重要的原因。

我们已经知道，精子在睾丸内产生，在附睾内成熟，所以前列腺与精子的生成没有任何关系，因此精子密度异常的情况（如无精子、少精子）与前列腺无关。

前列腺参与了精液的液化过程，它产生的酶类可以使精液液化。一旦前列腺出现炎症，可使相关酶类的分泌发生障碍，引起精液不液化症。也就是说，前列腺炎可引起精液不液化，但是因为精囊的异常也会引起精液不液化，所以反过来说，精液不液化不都是前列腺炎造成的。

那么，弱精症（精子活力差）是否与前列腺炎有关呢？正常前列腺液内pH值为6.5，当炎症时可能上升为7~8，同时其中的锌、柠檬酸含量减少，使相关酶的活性减少，可以影响精子运动。不过，精子是在射精后才与前列腺液混合，由于二者在一起的时间短，因此前列腺液对精子活力的影响不太大。同时，影响精子活力的因素非常多，绝不是单单一个前列腺液异常就能解释的，所以弱精症尤其是严重的弱精症与前列腺炎关系不大。

总之，少部分男性不育确实与前列腺炎有关，但其不是最重要的影响因素，以此为唯一对象的治疗方法，都不会取得理想效果。相反，现在一些医疗机构推出了治疗慢性前列腺炎的各种理疗方法，如介入、导融、腔内理疗和前列腺注射等，这些方法的基础是热疗，会对睾丸的生精功能造成危害，所以未育者要慎用这些疗法，以免给将来的正常生育带来负面影响。

69 前列腺炎会传染给女方吗?

临床上常有患者或者家属询问：“前列腺炎是不是会传染给女方?”您如果理解了我上面讲到的知识，就会明白绝大多数前列腺炎是非细菌性的，这种类型的慢性炎症是不会传染给女方的。

那细菌性前列腺炎呢?它们多为大肠杆菌或金黄色葡萄球菌感染，并不属于性病，本身致病力不强，另外女方阴道内有较强的抵抗外来细菌感染的能力，因而不必顾虑女方会传染上。但是应当引起注意的是，临床上有比例很小的慢性前列腺炎是滴虫或真菌引起的，或者是淋球菌、支原体、衣原体感染所致。这些感染因素在发病的早期是有一定传染性的，因而在性生活时有可能将感染的微生物传染给女方，此时最好停止性生活。如果不知是由何种致病菌引起的，最好使用避孕套。若怀疑女方已被传染上或女方是传染源时，夫妻应同时用药治疗。

70 前列腺炎的治疗原则是什么？有哪些治疗方法？

治疗前列腺炎有多种方法，历史悠久。针灸、中药自不必提，像前列腺按摩也早在100多年前就被采用，这可能是因为按摩能清除阻塞前列腺腺管的细菌或碎屑，也可能与改善前列腺局部血供有关，但确切的机制尚不明了。抗生素治疗前列腺炎在二十世纪三四十年代就已经应用，现在除了常规的全身给药外，还出现了前列腺内注射、尿道灌注等局部给药方法。近30年来，也有许多新的方法治疗前列腺炎，如α受体阻滞剂、花粉提取物、经尿道微波热疗、会阴部震荡按摩，均取得了不同的疗效。总体来说，前列腺炎应采取综合治疗的方法，各型前列腺炎的治疗原则不同。

对Ⅰ型前列腺炎（急性细菌性前列腺炎）患者早期应用有效抗生素，同时对症治疗和支持治疗，无法排尿者可采用细管导尿或耻骨上膀胱穿刺造瘘引流尿液，伴前列腺脓肿者可采取手术引流。

对Ⅱ型前列腺炎（慢性细菌性前列腺炎或有下尿路反复感染）患者应用有效抗生素4~6周，以口服为主，对于难治性复发的前列腺炎应预防性、长期联合应用有效抗生素，并联合前列腺按摩。可选用α受体阻滞剂改善排尿症状和疼痛。植物制剂（花粉提取物）、镇痛药和M受体阻滞剂等也能改善相关的症状。

对Ⅲa型前列腺炎（炎症性骨盆疼痛综合征）患者至少应用广谱抗生素1个疗程，前列腺按摩对1/3的患者有效，对有梗阻症状的患者可应用α受体阻滞剂，植物制剂可能对部分患者有效。Ⅲb型前列腺炎（非炎症性骨盆疼痛综合征）患者较难治疗，主要目的是改善症状，α受体阻滞剂、镇痛剂、肌肉松弛剂和抗抑郁药应先后或同时应用。生物反馈疗法、盆底按摩治疗和其他支持性、保守性治疗（饮食或生活方式的调整）对有些患者亦有效。

Ⅳ型前列腺炎（无症状性前列腺炎）患者一般无需治疗。

特别强调的是，慢性非细菌性前列腺炎/慢性骨盆疼痛综合征是一组具有不同病因或多种病因组合、不同临床表现以及不同疾病进程的临床综合征，这种特性决定了每个慢性非细菌性前列腺炎/慢性骨盆疼痛综合征患者都是一个独特的个体，每个个体对同一治疗的疗效可能不同。

慢性前列腺炎的治疗目标主要是缓解疼痛、改善排尿症状和提高生活质量，评价治疗效果要以症状改善为主而不是化验结果。同时，大多数慢性前列腺炎患者觉得此病难以启齿，因此少言寡语、心事重重。针对上述因素，除常规药物治疗外，要对患者进行相应的心理治疗，使患者能正确认识和对待疾病，纠正患者不良情绪及行为，使患者以平和、积极的心态充满信心地配合治疗。心理治疗可显著提高慢性前列腺炎药物治疗的临床疗效。由于慢性前列腺炎不足以威胁患者的生命和重要器官功能，所以并非所有患者均需处理。

71 治疗前列腺炎时如何合理使用抗生素？

我国在治疗前列腺炎时，抗生素的滥用非常普遍，简直可以说是触目惊心。几乎所有患者都被使用抗生素，很多人是长期用药，很多人是静脉给药，很多人是一次用好几种抗生素，一些患者几乎把目前能用到的抗生素都用了一遍。实际上，按照不同的前列腺炎分型，抗生素的使用有不同的原则。

Ⅰ型（急性细菌性前列腺炎）：抗生素治疗是必要而紧迫的。一旦做出诊断，应立即应用抗生素。开始时可经静脉应用广谱抗生素（如三代头孢菌素、氨基糖苷类或氟喹诺酮）。待患者的发热等症状改善后，改用口服药物（如氟喹诺酮），疗程至少4周。症状较轻的患者也应口服抗生素2~4周。

Ⅱ型（慢性细菌性前列腺炎）：根据细菌培养结果和药物穿透前列腺的能力选择抗生素，常用的抗生素是氟喹诺酮类药物（如诺氟沙星）和四环素类（如米诺环素）。抗生素治疗疗程为4~6周，其间应对患者进行阶段性的疗效评价。疗效不满意者，可改用其他敏感抗生素。不推荐前列腺内注射抗生素的治疗方法。

Ⅲa型（炎症性骨盆疼痛综合征）：抗生素治疗大多为经验性治疗，其理论基础是推测某些常规培养阳性的病原体导致了该型炎症的发生。因此先口服氟喹诺酮等抗生素2~4周，然后根据疗效反馈决定是否继续抗生素治疗。只在患者的临床症状确有减轻时，才建议继续应用抗生素，总疗程为4~6周。部分患者可能存在沙眼衣原体、溶脲脲原体或人型支原体等感染，可以口服四环素类或大环内酯类等抗生素治疗。

Ⅲb型（非炎症性骨盆疼痛综合征）：不建议使用抗生素治疗。

从上面的治疗原则我们可以看到，治疗前列腺炎时应用抗生素不能超过2个月，而且绝大多数是一次只用一种抗生素就可以了。再次强调，对于慢性前列腺炎来说，抗生素不是主要和唯一的治疗用药。

72 非药物治疗慢性前列腺炎靠谱吗？

从各种媒体中，我们会看到治疗慢性前列腺炎的各种新的非药物疗法层出不穷，各种新概念横空出世，简直是天花乱坠，让人无所适从。这自然会让人产生疑问，这些疗法靠谱吗？下面我把常见的这些方法梳理如下。

（1）前列腺按摩：是传统的治疗方法之一。适当的前列腺按摩可以疏通前列腺导管，排出腺泡内的炎性分泌物、细胞碎片及细菌等，利于前列腺液引流，从而减少前列腺淤积，改善循环，促进药物及炎症的吸收，减少因盆腔局部压力点激活而造成的肌肉痉挛，因此可以作为Ⅲ型前列腺炎（慢性非细菌性前列腺炎/慢性骨盆疼痛综合征）的辅助疗法，也可以用于部分Ⅱ型前列腺炎（慢性细菌性前列腺炎）。需要注意的是，Ⅰ型前列腺炎（急性细菌性前列腺炎）患者禁用此法。按摩频率为每周 2~3 次。新近市场上出现了一些前列腺刺激仪或前列腺按摩器，属于这种方法的延伸，可以酌情采用。

（2）热疗：主要利用多种物理手段所产生的热力作用，通过热效应与热传导，使前列腺局部血管扩张，血流加快，增加前列腺组织血液循环，加速组织细胞新陈代谢，增强吞噬细胞的功能，加快炎症介质吸收和代谢产物排出，有利于消炎和消除组织水肿，缓解盆底肌肉痉挛等。常见的物理手段包括经尿道、经直肠及会阴途径应用短波、微波、射频、热电场、高频电磁场、红外线等。一般来说，短期内有一定的缓解症状作用，但缺乏长期的随访资料。其中，微波治疗应用最多。它的原理比较复杂，简单来说主要是通过微波的热效应和生物效应来实现治疗作用。治疗时采用高频率局部辐射，在较小的输出功率下，即可达到预期的治疗效果。传统的方法是将微波的发射探头放进直肠深处 5~6 厘米，隔着直肠壁照射前列腺，每日或隔日 1 次，2 周为 1 疗程。比较新的方法是通过会阴部进行上述操作。对多数慢性前列腺炎患者来说，温水坐浴是其中最经济、方便的方法，每日坐浴 2 次，水温保持在 40~42℃为宜，每次 20 分钟，20 日为 1 个疗程。

特别提出的一点是，热疗会对睾丸生精功能产生不利影响，因此不能用于未生育者的治疗。由于睾丸对微波很敏感，因此在用微波治疗前列腺炎时，必须注意保护睾丸，使之不受照射。

(3) 生物反馈治疗：是利用现代电子学仪器，把采集到的内脏器官活动信息（如肌电、脑电、皮温、心率、血压等）加以处理和放大，转换成人们易于感受和理解的生物信号（视觉信号、听觉信号等），通过人体的感官认知使人们了解到自己内脏器官的活动情况。进一步根据这些信号学会在一定范围内有意识地控制内脏器官的活动，恢复内环境稳定，从而达到防治疾病的目的。研究表明慢性前列腺炎患者存在盆底肌的协同失调或尿道外括约肌的紧张。进行生物反馈治疗时，患者通过生物反馈治疗仪主动参与治疗过程，可使盆底肌疲劳性松弛，并使之趋于协调，同时松弛外括约肌，缓解慢性前列腺炎的会阴部不适及排尿症状。该疗法无创伤性，但需要特殊设备，为可选择使用的一种方法。

(4) 经尿道前列腺灌注或前列腺注射治疗：理论上来说，将药物通过尿道或直接注射入前列腺，克服了血-前列腺屏障，避免了肝脏首过效应，使腺体内快速达到有效血药浓度，作用迅速而持久，是可以尝试的治疗方法。但实际上，药物几乎不可能通过极细小的前列腺导管口进入前列腺内部，因此这种治疗缺乏临床证据，更多的是小医院的挣钱手段。特别是经尿道治疗时，要将管子插进尿道，容易造成尿道狭窄，对尿道造成永久性损伤。因此，不建议大家进行这类治疗。

(5) 手术治疗：对于慢性前列腺炎本身很难起到治疗作用，而且对人体有较大创伤，不是前列腺炎的常规治疗方法。只有出现前列腺脓肿、前列腺结石、前列腺癌等严重合并症，尿路梗阻或疼痛十分严重，患者强烈要求时，才予以考虑。

当然，关于前列腺炎治疗的具体方法还有很多，但绝大多数是夸大的商业宣传，为的是牟取暴利，所以请擦亮眼睛，谨慎选择正确的治疗方法。

73 中医是怎样认识前列腺炎的？

祖国医学中很早就有类似于“慢性前列腺炎”的记载：《素问·六元正纪大论》中提到“阳明司天之政，初之气……小便黄赤，甚则淋”，《素问·痿论》曰：“思想无穷，所愿不得……及为白淫”，之后的很多中医学著作有关于此方面的内容。叶天士在《临证指南医案·淋浊》中说：“若房劳强忍，精血之伤，乃有形败浊阻于隧道，故每溺而痛。徒进清湿热利小便无用者，以溺与精同门异路耳。”但在中医里并没有慢性前列腺炎所对应的病名，属于中医学“精浊”“淋证”“白浊”等范畴。

中医认为本病与思欲不遂或房劳过度、相火妄动，或酒色劳倦、脾胃受损、湿热下注、败精瘀阻等因素有关，与心脾肾等脏腑关系密切。本病发病原因（病机）的研究体现在 3 个不同时期：20 世纪 60 年代以前多集中在以湿热下注为主的研究，20 世纪 60 年代至 20 世纪末又集中于以瘀血内阻为主的研究，20 世纪末至今，病机研究是以湿热瘀滞、肝气郁结为多。现在认为，慢性前列腺炎早期多为湿热下注，中期多为湿热瘀阻，而后期多伴脾肾亏虚。湿、热、瘀、滞、虚贯穿在慢性前列腺炎不同阶段。因此，慢性前列腺炎的基本证型为湿热下注、气滞血瘀、肝气郁结、肾阳亏虚，而复合证型为湿热瘀滞、肝肾阴虚。还有寒凝肝脉、肝郁化火、肝郁脾虚、脾肾阳虚、中气亏虚等证型。

中医认为，本病病位在精室，病多虚实夹杂，寒热并见，与肝、脾、肾、膀胱相关。所以此病为本虚标实之病，治疗上也应该遵循标本兼治的原则。治疗方面，除了根据相应分型予以相应口服药物外，还可采用外治法和针刺治疗。

(1) 外治法：对胃肠道无刺激，疗效可靠，对于那些胃肠道功能不佳、症状以疼痛为主、平时久坐的患者，可优先考虑外治疗法。

1) 中药坐浴：不仅可以使前列腺及其周围组织血流量增加，改善组织细胞的营养代谢，而且利于中药有效成分经会阴、直肠部皮肤、黏膜渗透进入前列腺，发挥改善循环、减少炎症介质释放、促进炎症消退的作用。多选具有清热理气、活血化瘀的中药煎汤坐浴，每日1剂，每剂药可用2~3次，每次坐浴30分钟，水温以40~42℃为宜（手放入不感到烫），水温降低时再添加适量的热水，使水保持有效的温度。因高温对睾丸有不良影响，未育者不建议采用该法。

2) 直肠给药：因为前列腺与直肠之间存在静脉通道，经直肠给药可以使药物通过直肠静脉直接渗透到前列腺组织中，有效提高前列腺中的药物浓度。在各型辨证的基础上，用中药保留灌肠，将50~100毫升、温度37~38℃的中药煎液于睡前排便后保留灌肠2小时，每晚1次，7天为1个疗程或者睡前排便后栓剂塞肛。

3) 中药离子导入、中药熏洗、中药贴敷也可取得疗效。

(2) 针刺治疗：可促进前列腺正常血流，改善腺体微循环，并可刺激支配前列腺的盆腔神经丛及其分支（前列腺丛神经），加快组织代谢，对慢性前列腺炎疼痛症状有较好的疗效。可以选中极、关元、气海、次髎、中髎、下髎，或取次髎、上髎、中髎、下髎、会阴、会阳等穴交替治疗，进针深度及运针以患者得气舒适为度，留针30分钟，每周2~3次。临床有时也用穴位埋线方法，它是通过埋入的线端不断对穴位施以刺激，相当于持续的针刺治疗。与之类似的还有穴位按摩、穴位敷贴和穴位注射等。

中医保健方面，在辨证的前提下，前列腺炎患者的饮食多以清凉、清补之品为主，宜禁忌或少食煎炒油炸、辛辣燥热之物。气功锻炼可改善症状，通过不同的功法，调息、调心、调身，最终达到强身健体、治病防病的目的。

会阳：在骶部，尾骨端旁开0.5寸。可清热利湿，益肾固带。

74 为什么慢性前列腺炎不好治？

由于慢性前列腺炎的治疗过程较长，一些患者在临床症状好转后还会出现复发，所以很多人认为慢性前列腺炎不好治，甚至认为治不好。这里既有客观因素，也有主观原因。

（1）客观原因包括以下几方面。

1）病因众多，病性错杂：慢性前列腺炎的发病机制至今不明，目前认为多方面因素与其有关，正是由于致病因素众多，在疾病进展过程中，各种因素交替为患，导致病情缠绵，迁延难愈。因此患者可出现精神心理方面的症状，而心理异常又影响疾病的转归，患者心理负担愈重，病情愈迁延，两者互为因果，可能是其主观症状不易改善的原因。

2）个体差异较大：慢性前列腺炎的发生和进展与个体的心理特点关系密切，由于个性特征的不同，不同患者的临床表现及疗效反应呈现较大差异。即使同一种临床表现，有些患者感觉症状轻微，有些患者则痛苦不堪，甚至出现严重的精神心理障碍。

（2）主观原因包括以下方面。

1）患者不能理解医生的专业判断：为每个具体的患者治疗时，虽然医生的诊治方案是正确合理的，但由于症状多样、发病机制和治疗方案多变，造成普通大众不易理解，会形成恐惧或是无所谓的态度。恐惧者会执行医生的治疗决策，但心理压力会使药效达不到预期的效果；无所谓者不会忠实执行医嘱，自然治疗效果也差。

2）患者没有坚持治疗：一部分患者治疗一段时间后，感觉症状有好转后就不再坚持治疗，而此时治疗经常是不彻底的，这也是慢性前列腺炎难治的原因之一。

3）经济压力：慢性前列腺炎一般采用联合用药，时间长，所以它的诊治需要一定的经济基础，因为经济原因而中断治疗或间断治疗的患者不在少数。

4）不当的方法干扰了治疗效果：患者盲目到高级别医院就诊、相信高价药和新奇的治疗手段；病急乱投医，相信虚假广告及违背科学原理的街头宣传；对自己的病情不加以分析，盲目跟随其他患者用药，随意更改药物及剂量等，也使治疗效果大打折扣。

5）对诱发因素未予充分注意或者不以为然，造成症状反复。

正是因为上述主客观原因的影响，造成了部分前列腺炎患者处于不好治疗的尴尬境地。如果您了解了这些问题，能有针对性地加以处理，那将对慢性前列腺炎的治疗不无裨益。

75 预防前列腺疾病需要注意哪些问题？

（1）养成并保持良好的生活方式：戒酒，戒烟，忌辛辣刺激食物；

避免憋尿、久坐；持续驾车 1 小时左右，应下车适当运动，活动腰髋，伸展四肢；多饮水，及时补充体内水分；注意保暖，防止受寒；加强体育锻炼。

（2）规律的性生活：性生活既不要过于频繁，也不能过少，甚至长期禁欲。保持适度、规律的性生活是促进身体康复的有效办法。一般来说，青年男性每周有 2~3 次性生活为宜，对于未婚或夫妻两地分居的男性，可适当自慰排精，减轻前列腺充血，使前列腺保持正常的新陈代谢。

（3）养成良好卫生习惯：经常洗澡，最好每天都能清洗外生殖器及会阴部。包皮过长、包茎者更要细致做清洁工作。避免穿着透气排热性差、过紧的内裤和紧身裤。

（4）调整心态，多放松，不过劳。

以上这几条做起来很简单，但要重视起来。对于慢性前列腺炎者，要把它们放在和药物治疗同等重要的地位。有些前列腺炎患者之所以反复发作，主要就是没有按照上述的几点加以注意。

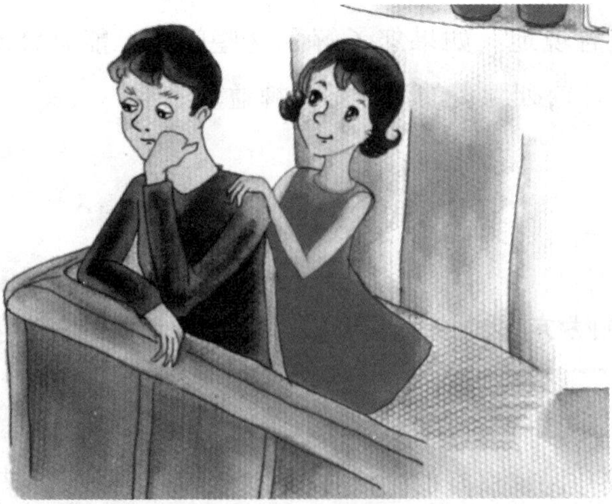

76 慢性前列腺炎食疗方法有哪些？

对于慢性前列腺炎患者，在合理用药的基础上，可以酌情选用以下食疗方法。

（1）栗子炖乌鸡：将乌鸡洗净，切块，与栗子仁、盐、姜同放锅内，加适量水蒸熟。分2~3次吃完。

（2）公英银花粥：蒲公英60克，金银花30克，大米100克，砂糖适量。制作时，先将蒲公英、金银花同放进砂锅内，加适量清水煎汁，然后去渣取药汁，再加入大米煮成稀粥。粥成后加入适量砂糖。每日2次食用。

（3）土茯苓粥：土茯苓30克（鲜品100克），大米100克。制作时，先将土茯苓洗净，去外皮，切成片状（已晒干并切成片的，可免此工序），放进砂锅内，用中火煎煮30~40分钟，取汁。将大米加入土茯苓煎汁，用中火煮粥。每天食1~2次。

（4）荸荠汁：取荸荠150克（带皮），洗净去蒂，切碎捣烂，加温开水250毫升，充分拌匀，滤去渣皮，饮汁，每日2次。

（5）甘蔗500克，去皮、切段、榨汁、饮服，每日2次。

（6）鲜葡萄250克，去皮、核、捣烂后加适量温开水饮用，每日1~2次。

（7）蜂王浆适量，加入适量温开水，每日口服2次，每次20~30毫升，长期服用。

（8）车前草糖水：车前草100克（鲜品400克），竹叶心10克（鲜品30克），生甘草10克，黄片糖适量。制作时，先将车前草、竹叶心、生甘草同放进砂锅内，加进适量清水，用中火煮水，煮40分钟左右，放进黄糖，稍煮片刻即可，每天代茶饮用。

（9）灯心花苦瓜汤：灯心花 6 扎，鲜苦瓜 200 克。制作时，先将苦瓜洗净、除瓤和瓜核，切成小段，与灯心花一同煎汤饮用。

（10）冬瓜海带薏米汤：鲜冬瓜（连皮）250 克，生薏米 50 克，海带 100 克。制作时，先将冬瓜洗净、切成粗块，生薏米洗净，海带洗净、切成细片状。将以上三物同放进砂锅内，加适量清水煮汤食用。

第五章　包皮过长和包茎

“男人包皮过长危害多多，延误治疗将影响性功能”这是某门户网站一篇文章的题目，点击量不小。但细读下来，发现很多问题。门诊上也遇到很多朋友咨询类似和相关的问题，说明大家对包皮问题的关注。确实，包皮很简单，但疑惑也不少。

包皮是由阴茎皮肤形成的双层皱褶，覆盖在阴茎头上。在胚胎时期，包皮与阴茎头长在一起，以后才逐渐分离。包皮共有内外两层皮肤，分别称为内板和外板，内外层相交处的游离缘围成了包皮口。包皮腹侧面中央与阴茎分离不完全，形成了包皮系带。阴茎头表面脱落的细胞、分泌的黏液以及细菌、尿液等共同形成包皮下白膜样物质，称为包皮垢。在婴幼儿期包皮较长，包绕阴茎使阴茎头及尿道外口不能显露，称之为生理性包茎。随着年龄的增长，阴茎和包皮逐渐发育，到青春期时，包皮向后退缩，至成人期阴茎头露出。

77　包皮有用吗？

常有患者到门诊来要求做包皮手术，是因为觉得包皮没什么用、感觉自己包皮长或者为了好看想切除。其实，包皮作为男性外生殖器的组成部分，有重要的生理功能。医学界一直在进行包皮功能方面的研究，随着研究的深入，对包皮的功能也有了更新的理解和认识。目前，医学界比较公认的包皮功能有以下几点。

首先，包皮覆盖阴茎头，对阴茎头起到保护作用。正常情况下，包皮与阴茎头能很好地贴在一起，对阴茎头起到覆盖保护作用。包皮与阴茎头之间的潮湿环境中含有溶菌酶，可以杀死有害微生物，从而起到预防泌尿道感染的作用。

其次，由于包皮覆盖了阴茎头，性生活过程中可以减缓和分担对龟头的刺激，从而使射精延缓，防止早泄。包皮边缘富含机械受体感受器，阴茎头则富含游离神经末梢，两者复杂的交互作用是正常性行为所必需的。

再次，包皮在性生活中起到润滑作用。包皮的结构比较精巧，可以自由滑动，这是其他任何器官都不可比拟的。在包皮内板表面和阴茎头表面为一层黏膜组织，黏膜的细小突起不断向表面生长，生长到一定程度即发生脂肪变性，变性组织脱落形成包皮垢。包皮垢像润滑剂一样，它的生理功能在于保持包皮腔的湿润，增加性生活中的柔润和快感。显然，如果没有了包皮的这种润滑功能，性生活中阴茎的摩擦力过大，会使得夫妻双方都感觉不舒服，影响性生活的质量。

因此，大家在关注包皮过长的时候，一定不能忽视包皮的正常生理功能，如果没有手术指征，千万不要贸然就切掉包皮。

78 包皮过长和包茎是一回事吗？

临床上经常有患者咨询“包皮过长”和“包茎”的问题，但大多数人都分不清二者有什么区别，认为它们是一回事。其实，包皮过长和包茎是不同的，关键是它们的治疗原则也非常不同。

包皮过长是男性在青春期发育后，阴茎在疲软状态时，包皮包裹住全部或大部分龟头，但包皮很容易上翻外露阴茎头。如果阴茎勃起时，需用手上推包皮才能完全露出阴茎头者，也被认为是包皮过长。包茎是指包皮口狭窄，或包皮与阴茎头粘连，使包皮不能上翻外露阴茎头。

包皮过长一般没有特殊的临床表现，如果不及时清洗，包皮腔内可积聚大量包皮垢，隔着包皮可见白色小肿块。包皮垢可诱发急性炎症，表现为包皮和阴茎头充血红肿，可出现疼痛不适。包茎者可出现排尿困难，表现为尿线变细、排尿费力，排尿时出现包皮囊鼓起。成人包茎因性交时包皮不能上翻，可出现性交痛。

对于儿童来说，由于包皮和阴茎头之间存在天然的粘连，故大多数新生儿存在生理性包茎。3~4 岁时，随着阴茎的生长、包皮下包皮垢的堆积（这是包皮垢的又一个作用）和阴茎的间歇性勃起，可以促使包皮和阴茎头逐渐分离，包皮向上退缩，至成人期阴茎头露出。

从治疗上来看，包皮过长不都需要手术，包茎则最好手术治疗。有时还会出现包皮嵌顿的情况，它是包皮向上翻到了阴茎头后方，没有及时拉下来复位，包皮环会阻塞静脉和淋巴回流，导致包皮及阴茎头水肿，使包皮更难复位；包皮和阴茎头水肿后，包皮环越来越紧，更加重包皮及阴茎头水肿，形成了恶性循环。这是包皮过长和包茎的重要并发症，需要紧急处理。

79 包皮过长和包茎是怎么造成的？

包皮过长是先天原因造成的，一般具有遗传性，也就是说大多数的患者是由于遗传因素导致疾病的。比如说他的爸爸或兄弟也经常包皮过长。

包茎则可分为先天性和后天性两种。先天性包茎几乎见于每个正常男性新生儿及婴幼儿。男孩刚出生时，包皮内板与阴茎头之间均有粘连，数月后粘连被逐渐吸收，包皮内板与阴茎头可逐渐分离。至3~4岁时，阴茎生长和阴茎勃起，加上积聚在包皮内板与阴茎头之间的包皮垢可使包皮内板与阴茎头之间的粘连分离，包皮可逐渐自行上退。3岁后，90%的包茎可逐渐自愈。至17岁时，有包茎者不足1%。这种先天性包茎是一种生理现象，也被称为“生理性包茎”。如果没有反复感染，对人体没有损害。如果小儿包茎严重且反复发生阴茎头包皮炎，包皮口可出现严重狭窄，这时会发生排尿困难，甚至影响阴茎的生长发育。

后天性包茎多由于阴茎头包皮炎、包皮和阴茎头损伤等引起。如包皮过长者反复有感染，且一直没有很好处理，就会造成包皮与阴茎头的粘连及包皮口的瘢痕挛缩，导致包皮没有弹性和扩张能力，不能上翻，这就是后天性因素导致的包茎，这类包茎不会自愈。后天性包茎可以伴有尿道外口狭窄，会出现排尿困难。

80 包皮过长和包茎有什么危害?

包皮过长和包茎时，包皮垢易于在包皮腔内积聚，由于包皮腔的潮湿温润环境，细菌更易在此繁殖。如果不经常清洗，会更适于细菌繁殖，可反复发生包皮炎（局部感染），还可对阴茎头产生慢性刺激，而导致阴茎癌的发生。不过，包皮过长和包茎虽然可以引起阴茎癌，但由于阴茎癌的发生率极低，您不用过于担心。

包皮过长和包茎可以妨碍排尿，还可能出现尿路感染。如果同时出现尿道外口狭窄，会出现排尿困难，甚至尿不出来。

包皮过长时，包皮腔内潮湿的环境容易感染尖锐湿疣、人类免疫缺陷病毒、梅毒、软下疳、生殖器疱疹等性传播疾病的病原体，感染还可能与过长的包皮内板黏膜比较脆弱，性生活时易于受损伤有关。研究发现，角蛋白是防止人类免疫缺陷病毒-1 感染的屏障，包皮内板和包皮系带缺乏角蛋白，易于成为人类免疫缺陷病毒-1 的入侵部位，是阴茎部位感染人类免疫缺陷病毒-1 的主要门户。包皮环切术后，由于切除了过长的包皮内板，勃起时覆盖阴茎体的主要是富含角蛋白层的外板皮肤，减少了人类免疫缺陷病毒-1 感染的机会。

理论上认为，包皮过长和包茎时，由于阴茎头、冠状沟及包皮系带等性敏感区域不能裸露或较少裸露，较少受到刺激，因此对性刺激会更敏感，容易导致早泄。然而，目前并没有充分的证据表明包皮过长或包茎者更容易发生早泄。至于有些媒体宣扬的包皮过长和包茎会引起不育，则是无稽之谈。

需要注意的是，包皮过长或包茎者在同房时要保持性器官充分润滑，在房事过程中动作不宜剧烈，以免发生嵌顿性包茎或系带撕裂。万一出现以上症状，需要及时到医院处理，不要掉以轻心。

81 包皮过长和包茎一定要做手术吗？

婴幼儿期的先天性包茎如无并发症可不必治疗，绝大多数先天性包茎均不必手术。如出现排尿困难，可予手法扩张。对于包皮炎的患儿，急性期局部应用外用药，待炎症消退后也可试行手法分离扩张包皮，无效时考虑做包皮环切术。后天性包茎都需做手术。

包皮过长是否都需要做手术呢？一直以来，医生的普遍观点是：由于包皮过长可直接导致阴茎癌，另外还容易反复感染，所以包皮过长都要手术。但随着临床研究的深入，大家发现单纯包皮长导致阴茎癌变的概率非常非常低。因此，现在的观点认为：单纯的包皮过长如果没有反复发生炎症，不用手术；平时注意清洁卫生、经常清洗阴茎包皮腔的分泌物就可以了。如果包皮过长者反复发生包皮龟头炎，最好在控制急性炎症后，进行手术。有研究认为，从预防艾滋病等性传播疾病的角度看，包皮环切术有助于减少人类免疫缺陷病毒-1 的感染机会，因此，在艾滋病流行区域，包皮过长者行包皮环切术有其积极意义。还有就是出于宗教“割礼”的目的，可以手术切除包皮。

如果出现包皮嵌顿，就要紧急处理，大多数均可经手法复位。如手法复位失败或嵌顿时间长，应做包皮背侧切开；若嵌顿包皮已经破溃或情况允许，可急诊行包皮环切术。

82 包皮环切术都有哪些方式？

治疗包皮过长和包茎的手术方法是包皮环切术。所谓包皮环切就是把过长的阴茎包皮环形切除（切一圈），包括部分外板、内板，然后把环状切口对合，让阴茎头完全暴露，这样就不容易再引起包皮局部的感染了。现在包皮环切的方法很多，区别在于切除和对合的方法不同，大体分为切缝法和吻合器法。

切缝法就是用刀或剪把多余的包皮去掉，然后用可吸收线或普通丝线把包皮缘缝上。常见的有背侧包皮环切术、袖套状包皮环切术等。现在很多医院采用激光切除包皮，其实等于把手术刀换成了激光，也属于这一种方法，它有术中出血少、操作便捷、手术时间短、术后包皮水肿轻等优点。

吻合器法是将一次性吻合器套在包皮上，利用包皮环内环和外环之间的压力，使远端包皮坏死脱落并同时伤口愈合。采用比较多的是韩氏环扎法，现在国内也有公司推出了类似的环扎器械。与切缝法相比，吻合器法具有操作简便、无需缝合、无需结扎出血点、手术时间短、疼痛轻、并发症发生率低、外观满意度高等优点，但缺点是皮肤愈合相对较慢，拆环时比较疼等。

绝大多数的包皮环切手术在门诊即可完成，不需要住院。但如果包茎患者的包皮和阴茎头紧密粘连的话，因为要把包皮内板和阴茎、龟头表面的皮肤游离开，手术难度要大一些，甚至还要做尿道外口成形手术，这时可能需要住院治疗。

手术时机问题也是大家比较关注的。如果出现包皮嵌顿要立即手法复位或手术；后天性包茎患者应尽快手术；儿童包皮过长或包茎选择在青春期前手术为宜；成人包皮过长在急性感染控制之后进行手术。

特别提醒大家，有些外观看起来包皮过长的患者，并不是真正的包皮过长，而是其他的疾病（如隐匿阴茎），此时千万不要单纯切包皮，而是需要做矫形手术。因此不要把包皮过长看成一个很简单的病，也不要认为包皮环切是无所谓的小手术，一定到正规医院去做。

83 包皮环切手术后需要注意哪些问题？

包皮环切术操作简单，手术较为安全，但术后也有一些问题需要注意。

（1）手术后最好卧床休息 1~2 天，以平卧为宜，最好什么都不穿，或者穿宽松的内裤。尽量少走动，以防术后运动出血。3 天后可以从事日常工作，但要避免长时间站立、久坐。

（2）术后切口部分应保持清洁干燥，大小便后均应擦洗干净。排尿时可将包皮后提，尽量避免弄湿敷料，如果敷料被尿液污染，就应及时更换。一定要及时排尿，有些患者怕弄湿敷料憋着不尿，还有很少的患者做完包皮环切后尿不出来，需注意的是，如果 6~8 个小时还不能正常排尿的话，要到医院就诊。

（3）手术后要尽量避免性冲动。在医生的指导下，术后 3~4 天内在睡前服镇静剂或雌激素类药，减少阴茎勃起，以免引起疼痛和出血。

（4）如果没有感染和出血等异常情况的话，术后第 3 天到医院换 1 次药。换药的目的一个是更换敷料，另一个是检查伤口情况。没有特殊情况，3 天之后的创面也可以暴露。

（5）出血是包皮环切术常见的并发症，表现为术后阴茎肿胀明显，敷料处不停渗血。这与术中止血不彻底，或手术后因阴茎勃起造成切口的肿痛出血有关。若是轻微出血，只需局部冷敷加压止血即可，若出血严重则应立即回院就诊。术后 3~4 天内阴茎头轻度水肿且肿胀呈粉红色是正常现象。如果形成局部小血肿的话，可以在切口愈合后局部热敷，促进吸收。

（6）感染是常见的并发症，有统计包皮环切术感染发生率可达 10%。细菌多来自于会阴部正常寄生菌，多为轻度感染，所以手术后在一段时间内要应用有效抗生素。一般情况下，口服抗生素 3~5 天就完全足够。

（7）施行包皮环切术后 1 周内，应注意多吃有营养的食物，例如肉、蛋等，有助于切口愈合。不能吃辛辣等刺激性的饮食。

（8）手术 4~6 周后，待切口完全愈合，才可恢复性生活。

84 包皮环切对性生活有影响吗？

有些患者在做完包皮环切术后，感觉勃起功能减退，还有些患者想通过做包皮环切治疗早泄。那么手术对男性性功能有影响吗？

临床上发现，包皮环切术后部分患者出现了勃起功能障碍。其实，包皮环切一般损伤不到神经和血管，即使有损伤也只是浅表的，这些神经和血管在勃起过程当中并不起主要作用，所以这种浅表的神经和血管损伤不会造成大问题。勃起功能障碍和手术本身没有任何关系。患者出现了勃起功能障碍，多是心理性的：①包皮环切术破坏一部分阴茎血管、神经末梢和感觉组织，患者局部感觉有点麻木，敏感度和术前不一样了，阴茎受到刺激时不容易产生兴奋冲动，减弱了反射性阴茎勃起功能。②包皮能分泌黏液，缓冲阴茎与阴道的摩擦，包皮环切术后这种作用减弱或者消失，患者感觉不适应。③由于包皮环切术是对男性生殖器进行手术，常给人们带来会影响性功能的心理负担，加上对术后并发症的恐慌、误解和忧虑，均可引起心理性勃起功能障碍。

至于包皮环切能否治疗早泄，目前医学界研究得不是很透彻，还没有一致的看法。理论上，阴茎头、冠状沟及包皮系带神经末梢丰富，是阴茎感受性刺激的主要区域。包皮过长或包茎时把这些敏感的地方都包裹住了，缺乏外界的刺激，所以就更敏感，性生活时就更容易兴奋，容易早泄。包皮环切后，阴茎头和冠状沟也露出来了，经过内裤等的长期接触，可以使敏感度下降，使得阴茎头在受到性刺激时不那么敏感。国内有学者认为包皮环切术后，患者的射精潜伏期明显延长。但是国外学者的类似研究却表明，包皮环切术后，患者的性欲、勃起功能、射精、性交满意度等指标与术前没有差异。因此，包皮过长和包茎对早泄是否有影响尚需要更大规模的调查来加以证实。当然，早泄本身也有心理因素的存在，如果患者心理上认为自己的包皮切除了，感觉不那么敏感了，对早泄的治疗未尝不是积极的因素。

85 有没有非手术方法治疗包皮过长和包茎？

手术是目前治疗包皮过长和包茎的主要方法，但有些患者不想手术，那么有什么非手术治疗方法吗？

包茎的非手术疗法的目的是扩大包皮外口，主要用于 3~12 岁以内的小儿和部分大龄儿童及成人的轻度包茎。这里介绍一下扩张疗法：患儿或家长可用手将包皮轻柔向上翻转，上翻前洗净患处，每日 1~2 次，每次 10 余遍，可坚持 3~6 个月。本法具有简便、经济、无痛苦、无并发症的优点。但本法治疗时间较长，有包皮粘连者难以进行。此外，还可采用止血钳或探针扩张、气囊扩张法、包皮扩张器等，但这几种方法需要到医院进行。

包皮过长者非手术疗法有以下方面。

（1）经常自行上翻包皮，每次最大限度地上翻包皮至冠状沟以上，久之可使包皮口扩大退缩变短。尤其是青春期后，因为包皮地生长相对比阴茎头慢，包皮可随阴茎的经常性勃起扩张而自然退缩变短，暴露出阴茎头。

（2）包皮上翻纵形固定法：即上翻包皮，将龟头大部分外露，然后用胶布纵形固定包皮皮肤，使龟头始终处于半暴露状态。每天更换 1 次胶布，2~3 个月后包皮即自行缩短，多数可外露出龟头。本法对胶布有皮肤过敏者慎用。包皮口同时有狭窄者不要用此方法，以免形成包皮嵌顿。

（3）简易阴茎夹包皮固定法：用 4 根棉签棒，外套硅胶管，每 2 根并排连接，两端以橡胶圈相连，即为阴茎夹。将包皮上翻之后，将阴茎夹固定于阴茎根部，使包皮保持在上翻状态下，每晚睡前佩戴即可。注意阴茎夹不要夹得太紧，以不使上翻的包皮复原为宜。

采用包皮过长的非手术法需要注意：①仅适用于小儿，成人效果不好。②固定包皮于上翻位时，如果包皮口狭窄可能发生包皮嵌顿。③固定包皮的部位应不影响阴茎的血液循环，防止阴茎肿胀及血液循环障碍。

以上介绍的方法虽然简便易行，但总体效果并不太理想，对于轻度包皮过长或包茎者，您可以酌情选用。

第六章　其他常见问题

86 您的阴茎够长吗?

临床上每天都会遇到有朋友对自己或者丈夫的阴茎长短有疑问。这个问题使很多人困惑，更有甚者，个别人担心自己不能享受完美性生活或者影响生育而忧心忡忡，夜不能寐。为什么会有这样的问题呢?主要都是和别人比较惹的祸。他们或者在洗澡、如厕时偷偷与周围的人比比长短，或者听到别人吹嘘后自愧不如，或者在欧美片的“熏陶”下没有了信心，或者……

可以说，这里面99%以上都是自寻烦恼。这个问题的关键在于所谓的长短是以什么为标准来衡量的。你平时所见到的大多数只是疲软状态的阴茎，大家的长度差异较大，而阴茎勃起后的长度是平时状态下的1.5倍以上，大家勃起时的长度差异较小。在医学上只有测量勃起后的阴茎长度才有实际意义，只要这个长度能达到正常性功能需要的大小就OK了。真正的小阴茎者是非常罕见的。

那么如何来正确测量阴茎长度呢?可以在阴茎勃起状态和疲软状态下分别进行测量。

(1) 疲软状态下：室温25℃左右，直立姿势，用手将阴茎提起与身体呈90°，用硬尺的一端稍用力顶住耻骨联合部，尽量压缩皮下脂肪层，另一端以阴茎头尿道外口为基准，所读出的数字即为阴茎常态下的长度。再用皮尺在离冠状缘1厘米的阴茎干部测其周长。

（2）勃起状态下：室温下，直立姿势，用手捏住充分勃起的阴茎头用力拉向前方，牵拉到不能延长为止，然后用硬尺采取与疲软状态下相同的方法测量耻骨联合到阴茎头顶端的长度。周长测量同样用皮尺在离冠状缘1厘米处测量。值得注意的是，有些男人由于肥胖，腹部脂肪较多，使一部分阴茎埋在脂肪内，使阴茎看起来较小，测量时可用手推小腹脂肪。

由于种族差异和个体不同，阴茎常态下的大小长短有很大变化。因为每个人进入青春期的年龄不同，发育情况也有差别，所以相同年龄男性即使完全发育成熟，阴茎的长短、粗细都会有些不同，这是正常现象。国内曾测定1412例中国健康男青年的阴茎大小及26例健康男性勃起长度。结果表明，常态时最长为14.5厘米，最短为4厘米，平均8.375厘米，周长最大12厘米，最小4.5厘米，平均8.3厘米。勃起时最长16厘米，最短9厘米，平均12厘米。简单来说，就中国人而言，如果阴茎充分勃起后的长度大于等于9厘米，就是正常的。

需要注意的是，阴茎大小和性能力无关。因为男性的性能力受雄性激素的影响，同时，也要看神经反射是否正常、血液循环系统是否完善以及是否有足够的性知识和技巧等。在性交时的勃起、射精和情欲高潮的勃起过程中，只要阴茎不是过于短小，这些过程均不受影响。换言之，一个男性有外观粗大的阴茎，并不表示他就没有性功能的问题。

另外，阴茎大小对女方的性快感并不重要，因为首先阴道有弹性，性交时通常只扩张到适合男方阴茎大小的程度，其次女方的性敏感处主要位于外阴的阴蒂、小阴唇和阴道的外1/3，而阴道深部1/3处对阴茎的刺激并不敏感。在双方性交时，阴茎和阴道摩擦刺激了阴蒂、小阴唇和阴道口，使女方获得快感，而对阴道深部的摩擦并不能使女方得到性快感。因此女方的性满足主要与男方阴茎勃起的坚硬度和性交持续时间有关，与阴茎的形态、大小、长短的关系不大。如果非要说有关的话，主要是对女方视觉和心理层面的影响。

常遇到患者来咨询，问有没有什么办法能让阴茎更长。就目前的医学水平来说，真正能让阴茎加长的，只有外科手术一种办法。这种手术就是部分切断原本用来固定阴茎的韧带，将原先埋在体内的一段阴茎海绵体拉出来一部分，这样一来能使隐藏在皮下的阴茎露出体外3~5厘米，从外观上看阴茎较术前可以明显延长。但这需要付出代价：因为少了阴茎系带的支撑，当它充血变硬的时候再也不能够翘起来了，只能够斜斜地指着下方。所以，除非真的被诊断为小阴茎，否则是不需要手术的。

87 你会用避孕套吗？

性生活时，有没有什么好办法让我们既享受了性的快乐，又不会让女人怀孕，不让双方染上性病呢？在17世纪，英格兰御医约瑟夫·康德姆，不断思考这个问题，经过反复试验，他拥有了人类历史上最伟大的发明之一：把羊的盲肠切成适当的长度，晒干，用油脂和麦麸使其柔软，直至变成薄薄的橡皮状。他将这份发明献给了查尔斯二世，尔后这一划时代的产物用他的姓氏——Condom来命名。在我国，直接翻译为“避孕套”。这一皇家专利，经过了不断改良，现在还可以延长性爱时间、增强性快感。

避孕套虽早已推向民间，造福全世界的男人和女人，但并不是每个人都会科学使用避孕套。下面的10条注意事项需要您仔细遵守。

（1）避孕套有不同的规格，应根据阴茎勃起时的大小选择适当型号，根据具体情况选择合适厚度。

（2）每次性行为前，必须用一个新的套套。使用前应查看生产日期和有效期，过期的避孕套已经变质，容易破裂，不宜使用。避孕套必须保存在阴凉、干燥和不接触酸、碱、油的环境中，如接触上述条件后变得发黏、发脆，即使在保质期内也不应再使用。

（3）使用前小心撕开独立密封的包装袋，避免用剪刀一类的利器。

（4）套上前应捏瘪避孕套顶端供贮存精液用的小气囊，以防止气囊中的空气遇热膨胀，造成射精时精液溢出。避孕套不宜事先展开，应在阴茎完全勃起后戴上，戴好后套套前端要保留一部分空间。

（5）将套套自阴茎头部顺势向下展开，否则会使避孕套出现多余皱褶，容易滑落。另外，最好是经过双方爱抚，就要进入阴道时再戴上套套，如果戴得太早会使其表面干燥不易插入。但是也不能在阴茎插入后快射精时再拔出戴套，这会增加女方怀孕概率。再次强调，必须在性交开始前就戴上，保证套住整个阴茎，确定套套末端的卷曲部分露在外面。

（6）避孕套只能使用水基润滑剂。凡士林、液体石蜡、搽脸油、食油等均可在短时间内增加避孕套的脆性，加速其破裂。

（7）避孕套如在使用中发现破裂或滑脱，应该立刻停止性交，为防止染病要使用消毒剂清洗生殖器，只更换避孕套是不安全的。

（8）射精后应在阴茎疲软前以手指按住避孕套底部连同阴茎一起抽出。取下避孕套时不可让精液流出，也不要让避孕套外面的阴道分泌物接触身体。每个避孕套只能使用一次，用过的避孕套应装入塑料袋扔进垃圾筒。

水基润滑剂：主要是由水、甘油、纤维素和角叉胶组成。优点在于不溶解乳胶，能和乳胶避孕套一起使用，不会引起乳胶避孕套的破裂。另外，它的可溶性好，有着很强的身体接受性，也容易清洗。缺点是比较容易挥发。

（9）取下避孕套的手指不能抚摸女性器官，必须立刻在流水下用肥皂洗手。

（10）如果出现精液进入阴道内的情况，马上采用紧急避孕法。

需要注意的是，即使正确使用避孕套，仍然有可能感染性传播疾病。据《新英格兰医学杂志》报道，使用避孕套防治艾滋病的失败率为16.7%；英国《社会科学医学》杂志刊登的失败率则是31%；美国国立卫生研究院（NIH）、食品和药品监督管理局（FDA）等多家医学和相关政府部门联合声明：没有科学证据表明，避孕套能够有效预防大多数性传播疾病。其原因在于避孕套使用的天然乳胶，天然裂缝在5000~70000纳米之间，而艾滋病病毒的直径约为120纳米。所以，洁身自好才是防止性病的唯一正确途径。

附注：在我国，避孕套通常按照大、中、小号来划分。大号套口直径为35毫米，中号33毫米，小号31毫米。在宽度上，按照国际通用标准，将套体拉开后摊平，测量其中段的宽度，大号为55毫米，中号52毫米，小号49毫米。绝大多数男士可以直接购买中号产品，也可以用细线绕充分勃起后的阴茎中段一圈，然后测量线的长度，即得阴茎的周长，再除以3.14，即得阴茎宽度，然后根据计算结果购买最接近自身数据的避孕套。如果购买的尺寸不合适，很可能会因为尺寸过大而脱落在阴道内，降低避孕功能；也可能因为尺寸过小而令阴茎血液循环受阻，导致阴茎中途疲软、不射精或者套套被挤破使精液流入阴道内。

避孕套主要有超薄型、薄型和普通型三种。其中，超薄型的厚度为0.03毫米，普通型的厚度为0.04~0.06毫米，薄型避孕套则介于两者之间。避孕套越厚，男性阴茎在性生活中的敏感度就越低，认为自己和爱侣之间的距离就越大，自然感觉越差。这就像大家都不喜欢戴厚手套去抓东西一样。不过，超薄避孕套也不是人人适用。对于那些射精较快、上了年纪且自控力较差的男性来说，还是买厚一些的好，有利于延长射精时间。

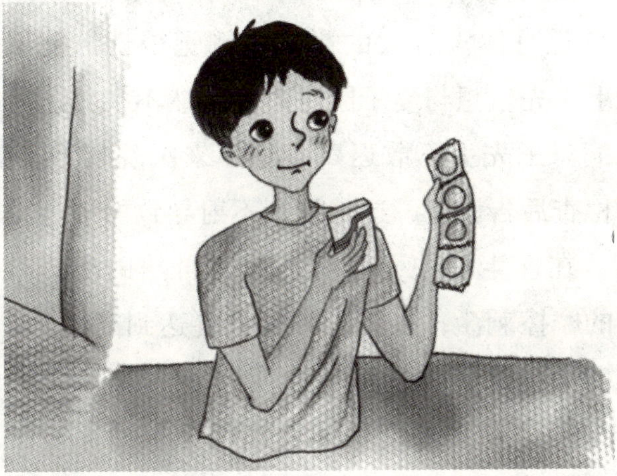

88 "忍精不射"能采阴补阳吗?

先看一个病例。今年40岁的王先生，是一家私企老板，经过多年打拼，事业颇有成就，家庭令人羡慕。但由于长期的奔波操劳，几年下来，白发增多、头发稀少、精力下降、精神萎靡，特别是和妻子房事后，总感到"心有余力不足"，所以他一直想找一条养生之道。有一次，他酒后听一位对养生颇有研究的朋友说，我国养生中有“固精强身甚至长寿”的观点，古人认为，精气是人的根本，精竭则人亡，男女交合最终会导致男子阳精外泄，而阳精中含有对人体生命极为有益的物质（元气或精气），“十滴血一滴精”，因此泄精会伤害元气，这对男性来说是极其有害的。如果人到中年同房时不射精，也就是“接而不泄”，就能用女子的阴气，补充他的阳气，这叫采阴补阳，便可以增强男性的性能力，并能强身健体。他听后两眼放光，如获至宝，便同妻子缓缓道来。妻子也觉得很有道理，便同意他性交时不射精。之后，王先生每与妻子性交时，当高潮即将来临之际总是马上停止动作强行忍住不射精，自觉身体没有大的影响，倒觉得性欲比以前确有提高。然而，一天晚上王先生想与妻子同房时却突然不举，他大吃一惊，不知自己得了什么病。王先生不敢迟疑，立即来医院就诊。医生询问了病史，并行相关检查后告诉他，这是忍精不射导致的阳痿。

我们知道，在性生活中，射精是非常自然的生理现象。性交时，阴茎受到反复的摩擦刺激，兴奋积累，最终达到高潮。此时，输精管、精囊、前列腺和尿道的肌肉发生节律性收缩，精液便射出体外。射精时，男性可以得到酣畅淋漓的快感。正因为男性高潮的表现为射精，所以一般男性都把射精作为性生活的目的。但有些男性特别是中老年男性，却出于害怕伤身的顾虑，在性生活时常常强忍而不射精。这和国人对性的误解有很大关系。

中国传统养生片面强调元精不可轻泄，不仅绝对禁止手淫，就是有规律的性生活时也最好不要泄精。甚至还认为，采用某些“房中术”可以使男性在交合时将所忍之精“采阴补阳，还精补脑”，进而强壮身体。正是受此观点影响，一些人为了强身长寿，惜精如命。其实，从现代科学角度来看，精液的构成中90%以上是水分，其余由少量蛋白质等生物大分子和微量元素所组成，一般成人每次射精量在2~5毫升之间，精子即使不排出体外，它们也会老化、死亡，最终被酶消化掉。

这种所谓的忍精不射和还精补脑的说法非常错误，容易造成人们心理上的恐惧感，加重人们的精神压力，长此以往将会对机体造成严重损害。

男性在性生活的整个过程中，其性反应是在大脑皮层和脊髓腰骶部射精中枢的控制下完成的。性交过程中的心理和生理刺激，会引起一系列神经反射，如使精神紧张、心跳加快、血压上升等，同时性器官处于充血状态而勃起。在正常性生活后，性器官就开始疲软，很快性器官内的血流状态就恢复正常。这是一个自然过程。如果在要达到高潮时突然中断性交，这只不过中止了性生活的“机械”动作，而性器官内的血流复原速度则会减慢，不能马上消退。结果，性器官仍长期处于充血、膨胀状态中，这样不仅加重了性神经系统和性器官的负担，而且还会破坏性神经系统和性器官的正常反应能力，还对性心理产生不良影响。久而久之，就容易诱发阳痿、前列腺炎等疾病。同时，长期强行中断性交，会使神经功能发生障碍，影响射精功能，从而发生射精延迟，射精不爽，甚至发生不射精等问题。此外，因为强忍不射精，性兴奋时积蓄的精液“无路可走”，但是“精满则溢”，久久不泄，精液没有去处，就会通过遗精的方式排出体外。还有些男性为使精液不排出，就强行用手捏住尿道，实际上精液排出来后有两条路可走，除向下通向尿道外，另一条路可以向上通向膀胱。正常男性在性高潮时，由于神经反射，膀胱入口因局部肌肉组织收缩和血管充血而关闭，如果强行捏住尿道，精液往往会冲破膀胱内口射入膀胱，形成“逆行射精”。

忍精不射还会诱发血精。正常的精液是乳白色或乳黄色。所谓“血精”，顾名思义，就是精液中带血，表现为排出的精液为粉红色、红色或棕红色甚至有血丝或血块。忍精不射致使性器官充血时间延长，而精囊和前列腺持续充血肿胀，血淤化热，便会导致精囊和前列腺壁上的毛细血管扩张破裂而出血，从而引发血精症。

男方忍精不射对女方也有很大伤害。射精本是一种正常的生理过程，可使男女双方获得性快感和性满足，生活充满乐趣。但是在性交要到达高潮时，女方并未获得性满足，如果男方强行中断性交，在身体上，会造成女方兴奋充血的生殖器不能缓解松弛下来，时间长了很容易发生盆腔充血，导致下腹痛、腰酸等症状。在心理上，由于女方已进入亢奋状态，但因男方突然抽出阴茎中断性交，也就没有了真正的亢奋可言，因此就达不到性高潮和满足，会使女方的性兴奋一落千丈，炽烈的性欲望迅速受到破灭，而产生难言的失望和痛苦。如果这种伤害反复发生，就会产生难以弥补和治愈的心理创伤，性冷淡、性麻木也就随之而来，甚至会对性交产生反感。

实际上，人到中年性能力减退是正常的生理现象，科学养生、顺其自然才是正确之道，而忍精不射的做法是有害而无益的，更缺乏科学依据。表面上来看，中断射精保存了性能力，但实际上是对性功能巨大的伤害。

与之相类似，一些青年夫妇在性生活时，采用“体外排精”的方法进行避孕，也就是在性交达到高潮即将射精的瞬间，男方立即中断性交，将阴茎从阴道内拔出，让精液排在体外。这种方法看起来既经济又没有常用避孕措施的不良反应，但实际上除了上述危害以外，更容易导致避孕失败。这是因为，男女双方性交时，男方性兴奋状态下会有一小部分精液伴随输精管道的收缩溢出而流入阴道，这些精液的量虽少，但精子数目却多，精子活力也好，因此女方容易受孕。如果女方因此怀孕了，男方容易误认为女方不忠，由此引起隔阂，会给夫妻之间的感情蒙上阴影。

89 有哪些因素影响性欲？

性欲是指在一定时间、场合和对象的刺激下产生性兴奋和进行性交的欲望，是人体发育成熟以后必然出现的一种本能要求，与生俱来，持续终生。就其生物学意义来讲，在动物中，性欲只和种属的延续有关，而人类除了以传宗接代为目的，更多的是对性交欢愉的追求，追求性享乐成为性交的直接目的。国外学者摩尔将性欲分为接触欲和胀满缓解欲。接触欲是指男女双方都有身体接近、身体接触、相互爱抚和刺激性器官等的欲望；胀满缓解欲是指性器官成熟后，在性激素作用下，将身体产生的精子、阴道分泌物及女性阴道“射液”排出的生理需求，或是将体内积聚的性冲动能量释放的心理需求。

性欲是人之大欲，可以说是生理的需要、心理的满足、精神的慰藉和健康的保证。但每个人性欲的强弱程度都不同。许多学者通过长期调查、研究，认为下列九种因素对人的性欲影响很大。

（1）种族和遗传因素：受种族和遗传因素的影响，人类性欲的强弱天生就有不同，存在着不同的个体差异。

（2）年龄因素：一般而言，男性在18~25岁时，性欲最高涨，而女性则在35~40岁性欲最强，从这个角度看老妻少夫更合理。随着年龄增加，雄性激素减少、皮肤反应迟钝、性器官血液循环较差及生活压力都使人的性欲减退。

（3）激素水平：有研究证实，男女性欲强弱主要取决于体内雄激素水平。雄激素对性欲的影响最大。如果体内雄性激素偏低，不管男女，性欲均会减退；如果雄性激素偏高，则会表现为性欲亢进。肥胖男性由于身体脂肪增加，使雄激素较多地转化为雌激素，血中雌激素浓度可增加1倍以上，可抑制垂体促性腺激素分泌，导致性功能不同程度降低，高度肥胖者的性功能减退不仅有性欲低下，而且有勃起、性交、射精、性高潮等障碍。

（4）健康状况：只有健康的身体才能维持正常的性欲。若患有疾病，像内分泌疾病、生殖系统疾病及其他消耗性疾病，如帕金森综合征、高血压、糖尿病、阿尔茨海默病和皮克病等，足以令性欲大受影响。慢性肾功能不全男性的性欲在患病后明显下降，对性交频率及性生活的满意度下降。脊髓损伤男性患者多有性欲低下的表现。甲状腺功能亢进患者多有性欲亢进的表现。

（5）精神状态和心理因素：忧虑、恐惧、愤怒、悲观、紧张、压抑等负性情绪抑制性欲，而乐观情绪则有利于正常性欲。和谐的夫妻关系和有愉快的性经验者会较易唤起性欲，使性生活和谐。各种不良回忆、概念、视听形象及其他感觉使人产生负性情绪，会使人的性兴奋下降，造成性冷淡以至性厌恶。需要指出的是，男子做包皮手术后，并不直接影响受术者性功能，个别人性欲减退纯属心理因素所致。

（6）感觉上的刺激：借助于视觉、味觉、听觉、嗅觉、触觉等感觉，可以唤起男女神经的兴奋，从而唤起性欲。比如气味，有人研究发现，用化学合成法制成与子宫气味相同的物质，涂在男女身上，发现他们进行性行为的次数增多。专家认为，性中枢兴奋不仅是生殖器官和其他性敏感区（乳房、嘴唇等）感觉神经末梢受刺激产生，更主要是由大脑的情感中枢和高级感觉器官（眼、耳、鼻等）的刺激所致。

（7）环境因素：如环境的气氛、温度、季节、饮食多少等。以饮食方式为例，过分挑剔食物的人，与想吃什么便吃什么的人相比，精力不那么旺盛，性欲也没那么强；相反不挑食的人，精力充沛，没那么多内疚感，性欲可能更加强烈。

（8）药物对性欲可产生影响：可以增强性欲的药物有多巴胺激动剂（如左旋多巴）、雄激素、育亨宾等。可以抑制性欲的药物有抗高血压药（螺内酯；普萘洛尔，又称心得安；氧烯洛尔，又称心得平）、抗精神病药（甲硫达嗪、氟奋乃静、氟哌啶醇等）、西咪替丁等。还有一些药物适量应用可以增强性欲，如果滥用则可导致性欲减退，如可卡因、大麻、亚硝酸异戊酯、海洛因和迷幻剂等。吸毒成瘾的戒断症状多有性欲亢进、体重减轻、强烈的觅药行为等。

（9）文化影响：伦理、法律等对人的约束力。

帕金森综合征：是指除原发性帕金森病以外，由多种原因引起类似帕金森病的症状，表现为静止性震颤、肌强直、运动迟缓和姿势反射障碍等。可继发于脑血管疾病、中毒、感染、药物毒性等，也可由多系统萎缩或遗传因素所引起。

阿尔茨海默病：是一种神经退行性疾病，多发生在老年阶段，是老年痴呆病中最常见的疾病。临床表现为记忆力减退、持续性认知能力下降以及运动障碍等，并伴随一系列精神症状。在我国60岁以上人群中，患病率约为1.6%，并且随着人口老龄化而日趋明显。

皮克病：是一种较少见的神经系变性疾病，约占原发痴呆症的1/15，家族性病例可能和17号常染色体基因突变有关。多在中老年起病，以60岁为发病高峰。该病早期以人格变化、判断力下降为其特征，而以人格改变最早出现、最为突出；中期则言语障碍表现明显，言语紊乱，逐渐发展为缄默不语；晚期记忆力进一步衰退，认知功能严重缺陷。

90 你了解“自慰”吗？

所谓自慰是指在没有性伴侣参与时，一个人进行的满足性欲的活动，一般有性幻想、性梦和手淫三种形式。通常我们将自慰等同于手淫。手淫是指通过自我抚弄或刺激性器官而产生性兴奋或性高潮的行为，一般需要自我刺激外生殖器而达到性高潮，这种刺激可以通过手或是某种物体产生，俗称“打飞机”。

手淫是一种自慰手段，是释放性能量、缓和性心理紧张的一种措施，是属于个人隐私的行为。但由于文化和历史的渊源，从古至今，从国外到国内，手淫经常被看做是一种有害健康的不良行为，如手淫是一种下流行为；手淫会影响发育；手淫会影响性功能和生育能力；手淫会使身体丢失大量营养成分，伤元气等看法，这使不少有手淫经历、习惯的青少年随着短暂的兴奋逝去，会感觉内疚与惭愧，往往有犯罪感，一些人甚至为此产生了心理负担。近年来，随着心理学、生理学、男科学的深入研究，医学专家已经将手淫归结为正常的性行为方式，它其实是通过健康的行为表达自己的性感觉，并可以在没有男女性行为的情况下释放性压力。因此，适当的自慰行为是一种生理现象，适度的手淫是解决性冲动的一种手段，有利于缓解性紧张和性压力，对身心健康有利。实际上，手淫在青春期男女均普遍发生，以男性更多见。根据20世纪60年代美国权威的《金赛性学报告》，80%以上的男性和50%以上的女性有过手淫的经历。

很多人对手淫存在很多疑问，下面我们来看一下有关手淫的几个常见问题。

91 手淫是怎么产生的？

“食色，性也”，正常的食欲和性欲是人健康的标志。儿童时期出现的手淫多是由于无意识地偶尔玩弄生殖器，或者在穿紧身裤、骑跨活动时因为摩擦生殖器受到刺激并引起快感，一般并没有性高潮。青少年到了一定年龄，性器官迅速发育，血液中性激素增多，必然会产生性冲动和性要求，出现性意识、性幻想，处于性憧憬和性饥饿状态。所谓“精满自溢”，性腺产生的液体蓄积而产生的膨胀感，必须通过排出来缓解腺体内的压力，就如同蓄积在直肠和膀胱内的大小便一样，不排出则无法解决问题。

由于营养充足、均衡和所处环境的影响，现代社会的青少年性发育成熟期已大大提前。与此同时，对于处在文明社会的人们来说，婚育年龄越来越往后推迟。结果就造成了这样一个无法回避的矛盾：青少年在性发育成熟后，到合法或被社会观念普遍接受拥有一个经常的性伴侣时，通常需要比较漫长的时期。这一性“空白期”的性能量是一生中最高的。这样，男人和女人都可能不经意间通过偶尔刺激生殖器官达到高潮，也有的是在他人的诱导或协助下学会了手淫。手淫作为最简单、最方便、最安全的宣泄方式，可缓解生理上的胀满感和性紧张带来的躁动不安，是最为自然和合理的，是人类的本能。尝到甜头以后，手淫则成为一种习惯。

92 手淫有哪些好处？

首先，对于没有正常性伴侣的青少年，手淫是合理的，有时也是唯一的性冲动能量的宣泄途径，适当的手淫是维持生殖系统正常的必需的刺激手段。如对一些老年后仍然拥有较强性行为能力的男子所做的调查表明，他们在年轻时都有正常频率的性活动（包括手淫）。对此，“用进废退”的生物学原则也是非常适用的。

其次，手淫是治疗性功能障碍和慢性前列腺炎的手段。对于老年人、性能力较弱者或一些残疾人来说，手淫也是较为合适的性压力释放方法。

再次，手淫可以用来采集精液标本以供临床检查，健康男性也可以通过手淫捐献自己的精液。

最后，手淫可以改善睡眠（因心烦失眠时）；刺激免疫系统，增强抵抗力；缓解情绪紧张，提高性激素分泌水平；缓解青少年因自发性勃起造成的窘境；减少青少年男性梦遗的次数；维护性健康及生殖健康等。所以，适度手淫应被提倡而不是禁止。

93 手淫频率怎样算是正常？

“手淫过度”是医疗广告中常用的名词，那手淫频率怎样是正常的？有人每周 3 次手淫没任何不舒服的感觉，有人 3 个月 1 次还觉得精力不够，他们谁是正常的？其实，手淫是否适当并不取决于手淫的次数，而主要看你身心的承受能力。由于性生活频率有着极大的个体差异，如何来掌握性交或手淫的量就显得极其重要。其实，没那么复杂，你只需要把握一个原则就可以：如果你能够以充沛的活力迎接每一天，你任何程度的性交、手淫频率都是正常的；如果不是，就是你的性交或手淫频率过高了。此时，就要为自己的健康负责，减少性交或手淫的频率了。当然，如果很长时间才手淫或同房一次，还觉得不舒服的话，你就需要找医生咨询了。

94 频繁手淫有哪些危害？

从生物学角度讲，男性产生和制造精子的唯一目的是将精子排出体外，执行其生育的最终任务。从某种意义来说，性交或手淫排精是精子的宿命。然而，物极必反，一旦手淫太频繁，就变成了不良习惯，可能会影响健康。

从生理角度来看，手淫次数过多可能会引起以下不适。

首先，手淫过度易引起男性不射精或早泄。与性生活不同，手淫是强烈、带点粗暴地刺激生殖器官，男性以求得射精为目的。生理学告诉我们，性器官诱发性高潮是温觉、触觉、压觉与振动感觉等多种感觉功能结合作用的结果，这些感觉在接受局部性刺激上都有一定的“阈值”。一般说，手淫时性器官局部刺激较性交时的性器官局部刺激强烈，如果频繁手淫，这些性器官的感觉就会不断受到强烈刺激的锻炼，性器官就习惯于强烈刺激下的兴奋，从而提高了各种感觉功能的刺激“阈值”。当进行正常性生活时，局部性刺激可能不会达到手淫时的强烈程度，性器官对于这种较小程度的刺激就会没有反应，结果男性易出现性交时不射精的问题。另一方面，人们在手淫时一般希望尽快结束“战斗”，结果客观上造成了一种“过快的”排精模式，长此以往，在进行正常性生活时，可能会引起早泄问题。

其次，频繁手淫会诱发男性慢性前列腺炎或盆腔淤血。在手淫前后的一段时间内，性器官会大量充血，除男性阴茎外，充血最厉害的要数前列腺，频繁手淫会使得前列腺经常且广泛地反复充血，诱发慢性前列腺炎。

从心理学角度来看，男性可以通过手淫来排泄和缓解坏心情，但这本质上是不敢正视现实，对造成坏心情原因的一种逃避。如果过度依赖手淫的话虽然可以暂时排遣坏心情，但只会使人更加内向、消沉，不利于心理的正常发育。

过于沉湎手淫会产生“手淫固结症”，他们把手淫作为满足自己性欲的主要性行为，减弱了追求异性的冲动，从而减少了个人与社会交往的机会，在日后有性伴侣时会把注意力过于集中在自我满足上，忽视伴侣的快乐与满足。这显然是有害无益的。

手淫必然导致精力的消耗，过多的手淫自然会分散自己对学习、工作、与人交往的注意力，不利于个人的全面发展。

95 那些特殊的手淫方式能用吗？

有些朋友因为好奇在手淫时采用一些特殊的方式，但这些方式常会导致严重的后果。

（1）以异物手淫：有些青少年喜欢用笔杆、稻草秆、发夹、塑料丝等物插入尿道，以求获得快感，从而在有意无意的情况下导致泌尿系异物。异物引起尿道或膀胱颈梗阻时可造成排尿困难或尿潴留，并伴泌尿系统感染，最后形成泌尿系统结石症，可能需要手术才能解决。

（2）错误的手淫方式：男性手淫的方式比较简单，基本上都是采取前后摩擦的方式，当刺激达到一定程度后双腿和全身肌肉开始收缩，手刺激的节奏也增快，这种摩擦方式和性交抽动类似。可是有的男性从开始手淫时便采取了种种错误的方式，如把阴茎向下向后压迫，夹在两腿中间，凭这种挤压而获得一定快感，并不摩擦，也不追求射精高潮。长期采取这种方式获得自我刺激，会造成性抑制，导致婚后性生活时不能射精，还可出现生殖器损伤及逆行射精等症状，从而可能造成男性不育。

（3）性窒息：这是变态手淫方式之一，自己刺激时往往伴有各种方法造成的大脑缺氧，这样在半窒息状态下获得性高潮，以此增加性快感程度，使用不当有窒息致死的危险。

总之，各种手淫方式都是人们在实践中不断摸索总结出来的，只要不妨碍到别人，你可以寻找和摸索各种不同的方式，但要以自己不会受到伤害为前提。有些协助自慰的方式是安全有效的，而有些方式却存在着潜在的隐患，应该禁止。请记住，凡是有可能造成危险的手淫方式都不要采用。

96 如何控制手淫？

有些青少年朋友对适度手淫感到无能为力，以致怀疑自己的品德和意志力，这是非常没必要的：手淫绝对不是一种罪恶行为，而是标准的性行为方式之一。手淫不像传统认为的那样——损害身体、耗费精力，而是正常的生理现象。手淫是一种成长的经历，本身不可怕，一定要顺其自然。

只有手淫过度频繁，并扰乱了正常的工作和学习时，才需要加以控制。下面一些小方法，可以帮助你控制手淫：①不要宅在家里，要经常参加丰富多彩的体育锻炼，积极参加有益的课外活动，参加社会公益活动等，把旺盛的性能量分流、升华，投入到事业、学习和娱乐中去，使充沛的精力得到有益的释放，追求人的更高层次需求的满足。②保持好奇心，发展一两门爱好，尽量想自己感兴趣的事，做自己喜欢做的事，坚持下去。③少看带有色情、涉性内容的报刊、杂志、图片、网页等，减少视觉刺激。④严格遵守作息时间，睡时侧卧，不要俯卧。⑤注意保持外阴部的清洁卫生，平时不穿紧身衣裤，避免对外生殖器的刺激而诱发手淫。

97 您知道男性更年期综合征吗？

很多人认为，更年期是女人的专利。事实上，男性也有更年期。因为不管男性还是女性，随着年龄的增长，都将经历从生殖旺盛期到后生殖岁月（丧失生殖能力的阶段），从这个意义上来说，男性与女性都要度过更年期后才进入老年阶段。

男性更年期是指男性由中年期过渡到老年期的一个特定时期，它是以男性体内激素水平、生化环境、心理状态由盛至衰的突变为基础的过渡期。如果该变化过程过于激烈，会对多器官系统的功能造成不良影响，并降低生活质量，将会表现出一定的身心异常症状和（或）

体征，同时可伴有或无血清睾酮水平减低，此时称为男性更年期综合征。1939 年伊斯坦布尔心理学家海勒首先提出“男性更年期”一词，但直到 1994 年奥地利泌尿学会提出“中老年男性雄激素部分缺乏征”后才被医学界接受。目前，医学界对于男性更年期还有“男性绝经期、雄激素缺乏、迟发性性腺功能减退”等多种提法。

随着我国人口老龄化问题日益突出，男性更年期备受人们关注。一般来说，大多数男性更年期从 40~55 岁开始，但也有早自 35 岁或迟自 65 岁，甚至 70 岁的。但并非所有男性步入更年期后都会出现临床症状，据统计 30%~40%的中老年男性可能会出现不同程度的更年期症状和体征。也就是说，这个过渡时期可以是一个正常的老化过程，也可以是一个伴随着临床症状的疾病过程。如果该变化过程显得比较缓和，则可不表现有临床异常。

98 男性更年期综合征是怎么造成的？

现在认为，雄激素缺乏是产生男性更年期综合征的主要原因。但必须强调的是，男性性激素的下降是渐进式的，且有很大的个体差异。同时，性激素下降也不是出现男性更年期症状的唯一原因。

具体来说，男性更年期综合征和多方面因素有关。除了年龄因素以外，还有下列几种因素：工作生活压力大；患有慢性疾病，如糖尿病、抑郁症、心血管疾病等；有不良生活方式，如抽烟、酗酒等；生活环境恶劣；缺乏体育运动；腹部肥胖等。

99 男性更年期综合征有哪些表现？

由于男性和女性生理上的差异，尤其是两性性激素下降的模式有所差别，男性更年期出现的症状与女性更年期综合征有所不同，其临床表现复杂多样，缺乏特异性。那么，出现什么表现就属男性更年期综合征范围呢？主要表现在以下几方面。

生理体能症状：体能和精力下降、容易疲劳、食欲不振、便秘或腹泻、骨骼与关节疼痛、肌量和肌力下降、经常感到腰酸腿软、性毛脱落和腹型肥胖等。

精神心理症状：精力不集中、记忆力减退、性情急躁、易怒、多疑、猜忌或感情淡漠、悲观失望、对生活失去热情。

神经系统症状：可有呼吸不畅感、局部麻木、刺痛感、四肢发凉、部位不定的疼痛或皮肤有蚁行感。自主神经功能紊乱方面主要是心血管系统症状，如心悸、心前区不适、血压波动、头晕耳鸣、眼前有黑点、潮热、阵汗；神经衰弱表现，如失眠、少寐多梦、易惊醒、健忘、反应迟钝等。

性功能减退：性欲减退、性活动减少、勃起功能障碍、性高潮及性欲下降、射精无力和精液量减少等。

应该指出的是，目前还没有诊断“男性更年期综合征”的统一标准，要严格掌握诊断方法，避免将诊断扩大化或遗漏诊断。国内外对“男性更年期综合征”的诊断均联合采用实验室检测、相关症状评分以及诊断性治疗的方法，并以诊断性治疗有效为最终诊断依据，依靠临床实践来验证诊断。

100 您有男性更年期综合征吗？

目前研究者设计了不少评估男性更年期综合征的量表，诸如男性老化症状评量表（AMS）、中老年男性雄激素缺乏的调查问卷（ADAM）、美国马萨诸塞州男性老龄化研究问卷（MMAS）和迟发性睾丸功能减退筛查症状调查表（SILOH）等。您可以自行回答下列问题，评价是否患有男性更年期综合征。

男性老化症状评量表（AMS）

总体健康下降（一般健康状况、主观感觉）；
关节痛和肌肉痛（腰痛、关节痛、肢体痛）；
多汗（突发性阵汗、潮热）；
睡眠障碍（入睡困难、早醒、睡眠质量差、无睡意）；
经常感到疲劳、嗜睡；
爱发脾气（情绪易激动、易为小事发脾气）；
神经质（紧张、焦躁不安）；
恐惧感；
乏力/活动减少（体能下降、活动减少、对休闲活动无兴趣、感到必须强迫自己参加一些活动）；
肌肉力量下降（感到无力）；
情绪抑郁（情绪低落、悲观、感觉所有事情都没有意义、失去生活动力、到了要流泪的边缘）；
感到人生已过了顶峰；
感到心力交瘁、已到末日；
胡须的生长减少；
性功能减退、性活动次数减少；
晨间勃起次数减少；
性欲和性满足感下降；

评价方法：每一项症状的评分为极重（5分）；重（4分）；中（3分）；轻（2分）；无（1分）。
结果：总分≥50分为重度症状，37~49分为中度症状，27~36分为轻度症状，≤26分为无症状。

101 您知道男性更年期怎么调适吗?

调适男性更年期综合征的目的是改善症状，使男性提高生活质量。在调理上应该采取以心理调节为主，并配合合理营养、体育锻炼、适宜性生活及药物等综合方法。

（1）精神和心理调节：生、长、壮、老、已是自然法则。男性要认识到“男性更年期综合征”的出现是男性生命过程中正常的生理反应，有其必然性和阶段性。对于绝大多数处于更年期的男性，调整和保持良好的心态，以积极、科学的方法和健康的生活行为去面对，辅以适当的药物治疗，是完全可以安全度过更年期的。

处于更年期的男性首先要保持平和的心态，保持精神的安闲清静，知足常乐。这个阶段特别强调要学会制怒，要刻意把什么事都看得开，千万别斤斤计较，努力向乐观、开朗方面调节。如果做到恬淡虚无、精神内守，自然就会少生疾病，益寿延年。其次，要学会换位思考，就是要学会自我解脱，哪怕是自欺欺人也没关系。可以用多方面的情趣爱好来进行自我调节，分散男性更年期各种症状的注意力，以减轻不适感。再次，有些心理困惑或心理危机仅仅依靠自身调节是很难摆脱的，这时减轻心理压力的有效方式是心理求助。妻子、亲友都可以成为心理求助的对象。一般来说，性功能减退、乏力、失眠、食欲减退、健忘等症状可以向家人求助，比较严重的问题则应该去医院咨询心理医生，以寻求帮助。

另外，家人的关怀、理解及贴心最重要。比如做儿女的，不妨用儿女特有的青春气息感染父亲，帮助他缓解心中的抑郁情绪；做妻子的，要多给丈夫些安慰和劝导，共同度过男性更年期。

（2）正确的饮食：正确的饮食习惯对健康度过男性更年期有很大

帮助。男性到了更年期要注意合理饮食和均衡营养，要做到粗与细、荤与素和主副食的合理搭配，应多吃富含蛋白质、钙质和多种维生素的食物，比如一些粗粮和新鲜蔬菜水果等，尽量避免多糖、多盐、多油的食物。在烹调方法上宜多蒸煮、少煎炸。可以多吃一些能改善、增强性腺功能的食物，如虾、羊肉、羊肾、韭菜和核桃等。此外，还可多吃一些改善神经系统和心血管系统的食物，如羊心、猪心、山药、大枣、龙眼、核桃仁粥等。注意要少饮酒、不吸烟，因为酒精和尼古丁对中枢神经系统会带来不良的影响。

（3）遵守作息时间，户外运动不可避免：重视起居有时，生活规律，劳逸适度，保证睡眠，衣物增减要顺应四季变化。更年期男性要多玩、多动、多调节，要避免把自己闷在屋里想心事，多做一些户外活动，多呼吸一下新鲜空气，既可活跃生活，又可增强体质，延缓衰老。每天坚持适当锻炼，并注意科学性、循序渐进和量力而行，避免劳累。

（4）适宜的性生活：对于处于更年期的男性，提倡节制性生活，但绝不是要禁欲，实际上适度、有节、愉快的性生活，更有益于健康和延年益寿。

（5）药物治疗：因为男性更年期综合征的主要原因之一是雄激素缺乏，通过补充睾酮可以改善症状和提高生活质量，疗效确切，没有明显的不良反应。但必须注意补充睾酮可能会加重潜伏的前列腺疾病，如前列腺增生和前列腺癌，应在医生指导下应用。此外，为解除精神紧张、激动、抑郁、焦虑等症状，可适当使用镇静药；倘若有头昏、目眩、感觉异常、记忆力减退等，可服用谷维素等。中医调理该病以平补阴阳、调理脏腑为主。一些补肾的中药及药膳食疗方，如枸杞、肉苁蓉、何首乌、淫羊藿、冬虫夏草、灵芝、山药、核桃、狗肾及首乌、小米及猪肾粥、虫草炖鸡、鹿茸虫草鸡、狗肾炖鸡、龙虾子鸡、牛鞭乌鸡等，也可酌情试用。中成药如安神定志丸、六味地黄丸、还少胶囊等均有一定疗效，不妨一试。